응급실 마스터

• 이제부터 키워드는 안전이다 •

비*움을여는*책방

응급실 마스터

초판 1쇄 발행 2014년 8월 31일
초판 4쇄 발행 2019년 8월 28일

지 은 이 최우익
펴 낸 이 신일희
펴 낸 곳 계명대학교 출판부
출판등록 제347-1998-1호(1970. 9. 1)
주 소 대구광역시 달서구 달구벌대로 1095
대표전화 053-580-6233
팩 스 053-580-6235
홈페이지 www.kmupress.com

ISBN 978-89-7585-683-9 03510 정가 15,000원

• 빛을여는책방은 계명대학교 출판부 패밀리브랜드입니다.

이 도서의 국립중앙도서관 출판예정도서목록(CIP)은 서지정보유통지원시스템 홈페이지(http://seoji.nl.go.kr)와 국가자료공동목록시스템(http://www.nl.go.kr/kolisnet)에서 이용하실 수 있습니다.(CIP제어번호: CIP2014025291)

응급실 마스터

• 이제부터 키워드는 안전이다 •

최우익 지음

빛을여는책방

머리말

응급의학이 한 해만 뒤에 생겼더라면...

의과대학 6년을 마치고 인턴 수련도 끝나갈 무렵 이제 바야흐로 레지던트 지망을 해야 할 때가 왔다. 의과대학 다닐 때 내내 소아과를 꿈꾸어 왔다. 그렇다고 소아과를 선택해야 하는 아주 특별한 동기는 없었다. 그냥 소아과 교수님들이 애들을 많이 봐서 그런 가 참 솔직하고 꾸밈이 없어 보이시고 마냥 좋았다. 소아과 교과서 읽는 것도 재미있고 해서 늘 마음먹고 있었는데, 인턴을 도는 그해 10월 말쯤인가? 어디서 듣도 보도 못한 응급의학과 전공의를 뽑는다는 말을 듣고(당시에는 '응급'이라는 단어 뒤에는 '실'만 오는 줄 알았지, 의학이라는 단어는 생각해 본적도 없었다.) 순간, '아 이거 괜찮겠는데' 하는 마음이 들었다. 필(feel)이 꽂혔다고 해야 하나? 당시 응급의학과는 '이러 이러한 과' 라고 누가 얘기해 줄 사람도 없고, 인터넷이 되지 않던 시절이라 자세히 알아 볼 곳도 없었다. "응급실이 지겹지도 않냐? 그걸 왜하냐" 라며 여기저기서 핀잔소리만 들렸다.

머리만 전공하던지 가슴이나 배쪽으로 한가지만 깊이 파고드는 그런 과들

보다 머리끝에서 발끝까지 다 볼 수 있고 남여노소, 거기다가 응급환자까지 볼 수 있다니 내 생각에는 금상첨화가 아닐 수 없었다. 통증을 호소하는 환자들을 바로 눈앞에서 해결해 줄 수 있는 과! 참 매력적이지 않을까? 좋은 쪽으로만 생각하고, 그 후에 겪게 될 신생과로 인한 오만가지 단점 투성이 에다가 다른 과들로부터의 온갖 핍박과 짧은 역사에서 오는 서러움을 생각하지 못하고 나 혼자 응급의학의 장점만 바라본, 누군가로부터 응급의학에 대해서 조언하나 들어보지 못한 채, 응급의학은 '이러 이러한 과' 일 것이라고 내 자신이 정의를 내어 버렸던 20여년 전의 일이 새삼 운명처럼 느껴진다.

응급실을 이해하자

서울이 서울사람들 만의 것이 아니 듯이 응급실은 우리가 함께 생각하고 고민하고 발전시켜 나가야 하는 우리 모두의 곳이다. 응급실을 바라보는 눈들은 사람마다 다르다. 의료인들도 예외는 아니다. 언제인가, 의과대학을 마치고 드디어 인턴으로 응급실을 근무하기 한주 전에 오리엔테이션을 받던 초보의사가 세 시간여 응급실을 구경하더니만, 6년여 이상 모진 고생을 다해서 공부했던 것은 다 잊어버리고 의사란 직업이 자기 적성에 맞지 않는다고 그냥 나가 버린 경우가 있었다. 또 한 번은 국가고시에서 당당히 합격하여 머릿속에 꽉 찬 지식을 가지고 환자 앞에 섰건만 환자에게 어떻게 해야 될 지 아무것도 기억이 나지 않더라는 인턴의 말이 공감이 간다. 그때 그 인턴이 환자에게 한 첫 번째 말이 '어떻게 오셨나요' 하니 환자가 '어떻게 오기는 아파서 왔지'로 대화가 오가다가 민원으로 이어져서 뒷수습하느라 애먹은 기억이 난다.

응급실에는 긴장감, 두려움, 절망감, 안타까움, 두근거림, 무서움, 소란스러움, 시끄러움, 역겨운 냄새, 탁한 공기 등 회피하고 싶은 수많은 것들이 있다. 그렇지만 의료 초년생들은 싫더라도 어쩔 수 없이 한번은 반드시 거쳐 가야 하는 곳이다. 짧은 시간에 그 어느 곳 보다 많은 것을 배울 수 있고 진정 '마음으로 사람을 느낄 수 있는 곳' 또한 응급실이다.

의과대학, 응급구조학과, 간호과 학생들 뿐만 아니라 이미 의료의 일선에 첫발을 내디딘 인턴, 전공의, 응급구조사, 간호사들에게 큰 도움이 되기를 바라며, 앞으로 응급실을 이용하게 될 일반인들에게도 진정 '을'이 아닌 '갑'으로써 응급실을 이해하고 간접 체험할 수 있는 좋은 기회가 되었으면 한다.

목 차

응급의학이란?

응급의료체계

응급실은 진화해야 한다

흔하게 보는 응급질환들

응급실 에피소드 – 오해와 이해

응급실 이용의 노하우

주요 환경응급 질환 알아보기

생활 속 응급처치

01 응급의학이란?

응급의학이란?

86 아시안게임과 88 올림픽을 전 후 해서 응급의료체계 구축의 필요성에 대한 시대적인 요구가 직, 간접적으로 영향을 주었을 것이라는 당시 구조적, 표면적인 도입의 배경에 어느 정도 상당히 공감한다. 그러나 시작의 계기가 무엇이었든 간에 결과적으로 환자발생의 현장과 응급실 그리고 병실 및 중환자실을 이어주는 당시의 혼란스럽고 다소 무질서한 기존 임상과의 틈 가운데에서 응급의학이라는 새로운 형태의 패러다임이 제공됨으로써, 지난 20여년 이상 응급실 이전단계인 응급의료체계 전반에 걸친 발전 그리고 응급실 이후 단계에 미친 예후, 그 무엇보다 응급실 안의 시설, 장비, 인력, 기능, 서비스 등을 포함한 이루 말할 수 없는 괄목한 성장을 이룬 것은 획기적인 일이었다고 생각한다.

1980년대 후반까지 각종 질환과 장기별로 임상 과들이 점점 늘어나고 게다가 분과화가 진행되면서 개개 과로 봐서는 양적인 표면성장과 아울러 질적으로도 많은 의료발전을 이루는 역할을 하였지만, 응급실에서는 그와 함께 동반해서 이끌고 갈 주도적인 역할을 할 수 있는 주체가 전무했고 더욱이 당시의 응급실은 비용 효과적이지 못할 뿐더러 두려움과 힘들고 위험한 기피지역으로 인식되어 발전에서 다소 등한시 되어 왔던 것을 부정할 수 없다. 따라서 결정적인 전환점(turning point)이 절실히 요구되었다. 수련과정이 인턴에서 전공의 저 년차, 고 년차를 거쳐서 각과의 전문의로 가는 진행과정에 따라 전문지식과 술기능력이 쌓일수록, 응급실이라는 하드웨어 공간에서의 환자와 접하는 시간과 빈도는 오히려 점점 줄어들어, 즉각적이고 능률적인 양질의 초기 진료에 절실히 필요한 프로들은 외래로, 수술실로 떠나가 버리고 의과대학을 갓 마친 아마추어 인턴들만으로 상당한 기간 동안 응급실을 떠 맡겼던 것이, 또한 그 시대의 자화상이다. 물론 모든 병원들이 다 그랬던 것은 아니었을 것이지만, 진단과 결정적인 치료에 대한 지시부재로 환자들이 입원도, 퇴원도 못하는 상황에서 복합질환, 다발성 외상을 가진 중증의 환자가 주치의도 정해지지 않은 채 수일 이상 응급실에서 대기하는 경우를 수없이 많이 보아 왔다. 심지어 입원하기 위해 열흘 이상 씩 걸린 경우도 당시에는 허다했던 것으로 기억한다.

선진응급의료체계의 시대적인 요구에 따라서 초기에 적절한 응급 처치와 함께 환자의 경중을 신속히 분류하여 응급실 바깥에 대기한 적절한 전문과와 적시에 연결해 줄 수 있는 응급실에만 근무하는 프로가 절실히 필요했다. 그러한 전문 인력 양성의 모태가 바로 응급의학이며 탄탄한 기득권의 틈바구니 안에서 응급실을 지켜내고 3 'D' 를 넘어서 드디어 메이저 과로 거듭나고 있는 것이 현재 의료의 시대적인 현실을 반영하고 있다.

응급의료의 수요에 대한 응급의학의 기능 확대

언제 그랬냐는 듯 이제는 응급의학 전문의의 공급이 되면 될수록 점점 더 수요가 필요함을 느끼는 것이, 그동안의 전문 인력이 없이 수십년 이상 지내왔던 응급실의 상황이 어떠했던가를 역설적으로 보여 준다.

응급의료기관, 응급의료센터, 중독, 화상 등의 전문센터, 소아 응급의료센터, 권역외상센터 등 기존 임상과 들이 예전에 세분화 과정을 거쳤던 것처럼 응급실 또한 점점 더 시설, 공간의 확장과 함께 응급실내의 근무 인력에 대한 기능마저도 다양해지고 분업화되어 가고 있으며 응급의학이 학문적으로도 보다 더 깊은 전문 과정으로 나뉘어져 가고 있다. 환자의 예로 보면 거시적인 혈압의 감소를 바라보는 숲을 보던 수준에서 한층 더 나아가 쇼크를 일으키는 기전으로, 산소부족과 연관된 세포속의 미세한 사립체의 기능까지 볼 수 있는 여유가 드디어 생긴 것이다.

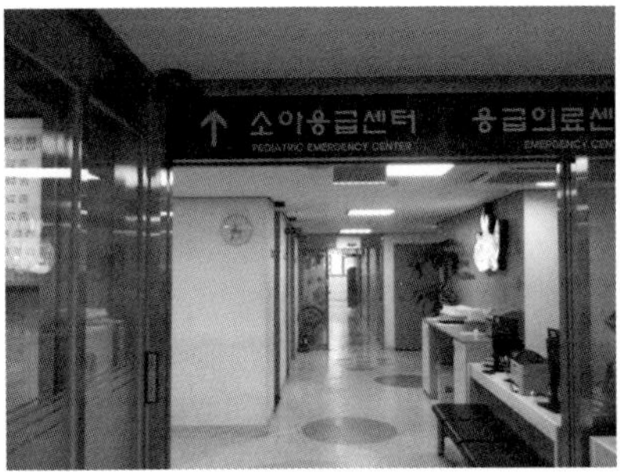

사진 1) 소아응급의료센터

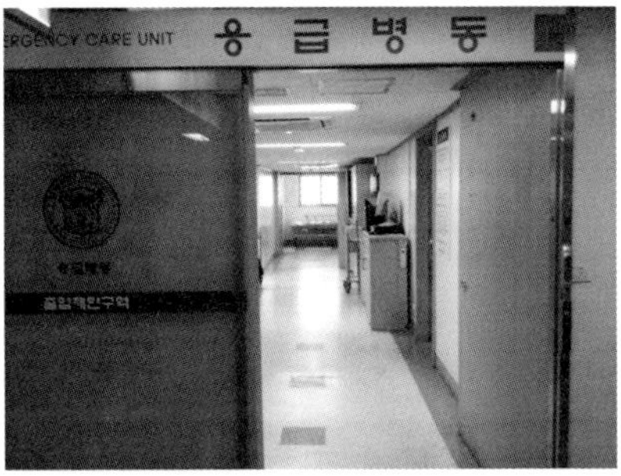

사진 2) 응급병동

이론적 환자분류를 통한 외래로의 이동이 외래환자의 급증과 과밀화로 인해서 현실적으로 한계에 봉착하는 병원들이 늘고 있다. 오히려 외래의 부담(주사, 수혈, 드레싱 등)까지도 응급실로 떠 넘겨지는 경우들이 흔하게 여러 가지 형태로 보이고 있다.

뱀의 교상이나 일산화탄소 중독, 독버섯 음독 등의 환경성 응급질환이나 약물 중독환자 그리고 다발성 외상환자 등의 응급실에서 부터 응급의학과로의 입원으로 이어지는 일관된 치료가 별 어려움 없이 자연스럽게 여겨지는 병원들도 많다. 병실이나 중환자실에서의 초기 입원치료 후 타 임상과로 전과 되는 것이 응급실에서의 환자 해소와 만족도 및 치료결과에서 더 나은 결과를 가져올 수도 있기 때문이다.

응급의학과의 공간과 기능의 확대와 함께 응급실에서의 역할에 대한 신뢰, 그리고 태생시의 외래와 입원에 대한 부담 없는 독립적인 응급실에서의 전문역할자로서의 필요를 넘어서서, 응급실을 방문하는 광의(廣義)의 응급환자의 수요에 대한 해결책으로 응급의학과로의 입원, 그리고 응급실에서 파생된 경증환자를 위한 외래구역, 관찰병동 등의 형태로 기능적, 구조적인 구역화, 분업화, 세분화가 이루어지고 있으며, 이런 흐름을 보아 응급의학에 대한 수요가 앞으로 수십년 이상 더 이어질 것으로 전망된다.

광의(廣義)의 응급환자

응급의료에 관한 법률에서 "응급환자"란 질병, 분만, 각종 사고 및 재해로 인한 부상이나 그 밖의 위급한 상태로 인하여 즉시 필요한 응급처치를 받지 아니하면 생명을 보존할 수 없거나 심신에 중대한 위해(危害)가 발생할 가능성이 있는 환자 또는 이에 준하는 사람이며, 그에 따라서 "응급의료"란 응급환자가 발생한 때부터 생명의 위험에서 회복되거나 심신상의 중대한 위해가 제거되기까지의 과정에서 응급환자를 위하여 하는 상담, 구조(救助), 이송, 응급처치 및 진료 등의 조치를 말하며 또한 "응급처치"란 응급의료행위의 하나로서 응급환자의 기도를 확보하고 심장박동의 회복, 그 밖에 생명의 위험이나 증상의 현저한 악화를 방지하기 위하여 긴급히 필요로 하는 처치를 말한다고 정의를 내리고 있다.

현재 응급실에 있는 100% 모든 환자가 응급환자나 그에 준하는 환자라고는 할 수 없으며, 따라서 응급의료나 응급처치가 바로 필요하지 않는 상당한 수의 환자들이 있다. 그래서 법률에서는 응급환자가 아닌 사람에 대한 조치로써 의료인은 응급환자가 아닌 사람을 응급실이 아닌 의료시설에 진료를 의뢰하거나 다른 의료기관에 이송할 수 있다고 명시하고 있다. 하지만 보낼 곳이 막혀 있고, 또한 그곳도 과밀화 상태이며 기능적인 여건이 되지 못한다면 비 응급환자나 경한 환자 또한 응급환자는 아니더라도 응급의료나 응급처치를 해야 하는 목적의 응급실에서 흡수 및 소화를 시켜야 한다는 것이다.

이처럼 '응급환자'와 '응급실에 오는 환자'는 조금 다르다. 응급실을 방문하는 환자의 상당수가 응급환자가 아닌 비 응급환자가 많다. 즉, 외래나 보다 작은 규모의 병원에서도 충분히 치료를 받을 수 있는 환자가 부지기수란 얘기이다. 여기서 공급자(의료인)와 수요자(환자)의 서로 간에 느끼는 응급의 의미와 정도가 다를 수 있고, 더욱이 처음 의심한 진단과 달리 나온 뜻밖의 결과에 따라서는 응급과 비 응급을 나누는데 한층 더 혼란스러워 질 수도 있다.

응급과 비 응급을 통틀어서 응급실에 오는 모든 환자를 광의(廣義)의 응급환자로 보기 위해서는, 그 해당병원의 규모와 응급실에 대해 기대하는 환자진료에 따른 직, 간접적인 수익, 안전, 평가, 인력 및 침상, 시설 운용 등의 정책에 따라서, 우선적으로 응급실에서 모든 환자들을 볼 것인가 아니면 법률에 정해진 응급환자를 진료하는 것을 원칙으로 하고 그 외 비 응급환자에 대해서는 또한 법률에 정해진 대로 외래나 다른 작은 규모의 병원으로 전원 하는 등의 규정과 지침을 준수할지를 그 기관의 운영진과 긴밀히 공조하여 적절하게 현실적인 방안을 선택해야 한다.

응급의학의 수련

주어진 시간 내에 신속한 진단과 올바른 치료는 응급진료의 생명이다. 그와 같은 것은 깊은 지식과 많은 경험을 토대로 이루어진다. 물론 여기에 최첨단의 현대적 시설 및 장비의 도움이 또한 필요하다. 응급의료에 대한 의사의 자질을 높이기 위하여 응급의학 전공의는 인턴 수련의 과정을 마친 후 내과, 외과, 소아과, 산부인과 등을 포함한 주요 메이저(major) 과와 신경과, 정형외과, 신경외과, 마취과, 흉부외과 등의 필수과목에 대한 수련과 함께 필요한 제반 지식과 기술의 습득을 위한 교육수련과정을 진행하며 다양한 형태의 피드백을 통한 점검과정을 거치고 있다. 그리고 무엇보다도 상당기간의 응급실 수련을 통하여 응급환자의 진료에 필요한 여러 가지 지식 및 충분한 경험과 술기(procedure)를 익혀서 습득하게 한다.

또한 미국심장학회(American Heart Association, AHA)가 마련한 심폐정지 환자에 대한 소생술로서의 전문인명소생술(Advanced cardiac life support, ACLS) 과정을 의무적으로 익히도록 권장하고 있다. ACLS의 주요 내용을 보면 다음의 것들이 포함되어 있다.

(1) 기본 심폐소생술(Basic life support, BLS)
(2) 기도확보, 환기 및 산소치료
(3) 심장 모니터링 및 부정맥 인식
(4) 응급약물 치료법

(5) 전기치료 : 외부형 자동세동제거기(Automatic external defibrillator, AED)

적용법

제세동(Defibrillation)

심율동전환(Cardioversion)

(6) 심폐소생술 기술(technique)과 장비

(7) 전문심폐소생술(ACLS)

(8) 심정지 소생술 후 치료(Post-cardiac arrest care)

(9) 기본 심폐소생술 혹은 전문 심폐소생술의 종결과 윤리적 측면

(10) 급성 관상동맥증후군(Acute coronary syndrome)과 뇌졸중(stroke)

(11) 소아 BLS 와 ALS(Advanced life support)

(12) 신생아 소생술(neonatal resuscitation)

응급실에는 어떠한 분들이 오는가?

외상과 비 외상으로 크게 구분할 수 있다. 비 외상환자들을 살펴보면, 머리나 배가, 또는 가슴이 아파서, 혹은 숨이 가빠서, 어지러워서 등, 이런 경우의 대부분은 본인의 의식이 온전한 경우이다. 그에 반해 의식이 다소 떨어져서 주위 사람들에 의해 데려와지는 경우들도 상당히 많다. 물론 구체적으로 좀 더 자세히 들어가면, 이루 말할 수 없이 환자의 주 증상으로 뿐만 아니라 응급실에 오게 된 사유가 상당히 복잡 해 진다.

코피가 나는 경우, 이물질이 목이나 식도에 걸린 경우, 개인의원이나 종합병원에서 진단을 이미 받고 전원 해 오는 경우 등 일일이 다 열거하기도 어렵다.

증상발생 초기에 처음부터 대학병원 응급실로 바로 직행하는 경우는 중증이거나 연고지가 가까이에 위치한 경우가 아니면 대학병원 응급실을 엄청나게

선호하지 않는 한 진료를 위한 방문이 쉽지 않다. 즉, 기존에 앓고 있던 질환이 있어서 대학병원에 다니던 분이 아니라면 발을 들이기가 예전에는 그래도 다소 어려웠었는데, 요즘은 문턱이 많이 낮아져서, 경증, 중증 관계없이 초 과밀화 상태인 것을 보면 응급의료전달체계의 재정비가 필요한 시점이라는 느낌이 든다.

아무튼 병의 조기발견이 사회경제적으로 비용 효과적이고 환자 본인에게도 이익이 되는 것이 분명하다면, 나쁘다고 볼 수만은 없다.

일단 어딘가가 아프기 시작되면 대다수 사람들은 어떻게 행동을 할까? 우선 일단 좀 견디는 사람, 가정 내 상비약이 있으면 먹어 보기도 하고, 그 다음 동네 약국을 한 번 들러 보고 하는 것이 다수이다. 많은 분들이 이렇게만 해도, 대부분 괜찮아 지는 것을 많이 경험해 보았을 것이다. 그러다가 조금 걱정스러우면 며칠 후에 건강검진을 받아 보는 정도가 정답이 되지 않을 까 생각한다.

그렇지만 응급실에 꼭 와야 되는 경우가 있다. 엄청나게 아픈 경우, 계속해서 아픈 경우, 기분 나쁘게 아픈 경우, 이때는 묻지도 따지지도 말고 응급실을 반드시 방문하기를 권유한다.

부채와 효자손

응급실에서는 진단보다는 치료에 비중을 더 두어야 한다. 물론 뒤에 정확한 진단이 내려져야 되겠지만 환자분들은 보통 내 병이 지금 뭐냐고 묻기보다 지금 아픈 것부터 해결해 달라고 하는 경우가 많다. 통증이 없어지고 난 그 다음에야 비로소 진단에 대해서 물어본다.

응급의학과는 그래서 부채와 효자손에 비유할 수 있다. 더우면 부쳐주고 간지러우면 긁어 주는, 우선 아픈 증상을 없애주는 치료를 병행하면서 진단을 내려나가야 하는 것이 이상적이지 않을 까 쉽다.

응급의학과는 하나의 질환을 아주 깊숙이 파고 들어가는 그러한 과는 아니다. 그것이 단점이 될 수도 있겠지만 이제는 반드시 없어서는 안 되는 필수 주요(major) 과가 되어가는 모습을 볼 때 그 역할이 분명해 지고 있는 것을 느낀다. 이것저것 다 보면서 가려운 것을 바로 긁어 줄 수 있는 과, 아프면 바로 진통제를 놔 줄 수 있는 과, 어떤 병이 의심되면 검사를 내어서 결과를 바로 볼 수 있는 과, 그런 과가 흔치 않다.

응급실이 이러한 대상이 되는, 오셔야 되는 환자들만 왔으면 좋겠는데 외래에 가서 진료를 받아도 충분한 데 이런 열거한 장점들 때문에 대형병원 응급실들이 늘 붐비는 것이 단점이 되어 돌아온다.

02 응급의료체계

응급의료체계

지역에서 응급실과 관련된 문제가 발생하면 시작되는 말이 응급의료체계를 정비해야 된다는 말이고 그 마지막 대책 또한 응급의료체계를 잘 정비하도록 하겠다는 것인데, 전문가중의 한 사람 인데도 불구하고 솔직히 말하면 도대체 어떻게 하라는 건지 이해가 되지 않는다.

응급의료체계는 거대한 공룡이다. 서서히 움직인다.

이상적인 응급의료체계를 꿈꾸고 그렇게 되기 위해서 노력하지만 늘 눈앞의 현실은 기대에 미치지 못한다. 멀리 보는 인내가 필요하다.

지금 현재 문제점이 발생해서 다음 주나 다음 달을 목표로 맞추어 개선을 하려고 들면 밑 빠진 독에 돈 붓기, 겉치레 이고 임시방편인 경우가 많다.

자주 전문가들이 모여서 여러 가지 응급실과 관련된 문제점들을 논의 한다. 하지만 그 효과는 서서히 나타나서 앞으로 수년 뒤에 시민들이 받을 수 있는 수혜인 경우가 많고 다음 달에 지역에서 발생 가능한 의료사고들을 예방해 주는 단기 정책수립에는 어려운 점이 많다.

배가 지독시리 아파서 겨우 119를 불러 시간을 다투어 옷도 안 갈아입고 내 의차림으로 응급실에 왔건만, 나보다 더 중한, 더 아픈 사람들이 응급실내에 가득 차있고 입원실이 없어서 어제부터 대기 해 있는 환자가 절반이 넘는 곳이 지역 대학병원들의 현실이다. 물론 1년 내내 그런 것은 아니지만 느낌은 늘 그러하다.

검사실, X-ray실, CT실, MRI실, 수술실, 병실...

이 모든 곳이 1년 중 상당기간이 정체되어 있는 곳이 바로 대학병원이라는 곳이다.

응급의료체계의 실제

단위지역(예를 들면, 대구와 주변일부)에서 응급환자가 발생했을 때 효과적이고 신속한 의료를 제공하기 위해 인력이나 시설, 장비 등이 유기적으로 배치되고, 환자가 발생했을 때 현장에서 적절한 응급처치를 시행한 후 신속하고 안전하게 환자를 치료에 적합한 병원으로 이송하고, 연이어 도착한 병원에서는 응급의료진이 최선의 의료기술과 장비를 적용하여 환자를 치료하도록 하는 이상적인 지원을 응급의료체계라고 할 수 있다.

우리나라는 2003년도부터 이렇게 여러 단계별로 응급실을 구분하여 적절한 평가와 함께 그에 상응하는 지원을 해 왔으며, 시설과 인력확보를 위한 비용을 지원하고 국, 공립병원 뿐 아니라 사립병원들에게도 응급의료의 필요성과 중요성을 일깨우는 동기부여를 제공하였다.

응급환자가 발생하였을 때, 우선 현장에서의 적절한 처치가 필요하고, 환자에게 적합한 병원으로의 이송이 필요하며, 이송 받은 응급실에서의 적절한 진료와 수술실이나 병동, 중환자실에서의 마무리 최종치료까지가 순조롭게 이상적으로 이루어 질 때 지역사회의 사망률과 이환율을 줄이고 결국에는 환자발생으로 인한 이차적인 경제적 손실비용까지도 줄일 수 있는 효과가 있을 것이다.

환자발생 후 주어진 시간 내에 최상의 응급의료서비스를 제공하기 위해서는 환자를 첫 대면하는 가족이나 동료직원, 나아가서 일반 시민에서부터 연락을 받고 현장에 출동한 119 구급대원, 그리고 구급상황센터, 응급실에 근무하는 의료인, 그리고 응급실 이후의 단계에 있는 각 임상과의 의료인들까지 모두가 유기적으로 책임감 있는 자세와 평소의 훈련 및 그에 대한 이해가 절실히 필요하다.

응급실에 환자를 이송해 올 때 까지 빨리 빨리 열심히 환자를 데리고 왔건만 응급실 도착이후 시각부터 천천히 교통체증이 되어 버리는 모습을 많이 본다. 인근병원에서는 병실이 남아돌고 응급실이 한산하다면 그 지역의 응급의료체계는 비효율적이라고 아니 할 수 없다. 주요 응급처치를 응급실에서 모두 마쳤건만, 응급실 이후 단계의 처리가 매끄럽지 못해서 최종치료가 제대로 이루어지지 않으면 그것 또한 문제이다.

응급실은 수요와 공급의 경제원칙과 정확히 맞지는 않는다. 친절, 서비스, 평가, 환자 수, 수익 증대 등 어느 것들도 직선의 1차 방정식을 따르지 않고 다항식의 복잡한 함수관계에 있다. 그래서 정부와 지자체의 끊임없는 지원과 외국의 벤치마킹, 그리고 병원 운영자들의 응급실에 대한 이해와 배려가 많이 필요하며, 응급의료제공의 정확성과 활용에 대한 홍보 그리고 119구급대원들에 대한 지속적인 교육과 관심이 필요하다.

1. 심장이 정지되어 출동 즉시 현장과 이송 중에 심폐소생술을 받아야 하는 환자

목격자에 의한 적절한 심폐소생술, 그리고 필요한 경우, 제세동 치료의 공급을 위해서, 제세동기가 안착된, 그리고 교육받은 응급구조사가 탑승한 구급차의 출동이 필수적이며, 최단 시간 내에 적절한 병원으로 이송이 이루어진 경우 생존율이 향상된다.

2. 심근경색

흉통이 발생한 환자들에게 있어서는 시간이 생명이다. 막힌 관상동맥을 얼마나 빨리 재개통 시켜주느냐가 생사의 갈림길이 될 수 있다. 응급실에서의 치료만큼은 아니라 할 지 라도 구급차 내에는 산소와 니트로글리세린이라는 중요한 약제가 상재되어 있으며 또한 병원 도착 전에 의심되는 환자의 현재 상황을 미리 응급실에 연락하여 중재시술의 가능여부를 타진 할 수 있고, 미리 의료진들의 준비를 독려 할 수 있다.

나아가서 외국의 일부지역에서는 혈전용해제를 병원 도착 전에 투여하여 효과를 보았다는 보고도 있지만 사망률의 감소는 증명되지 못했고 교육, 장비, 비용 등의 문제가 많아서 아직까지는 논란이 많아 사용에 제한적이다.

3. 중증외상환자

외상환자 사망의 약 3분의 1이 현장이나 이송도중의 병원 전 단계(prehospital stage)에서 발생하거나 아니면 도착 후 수분이내에 일어난다는 사실에 근거하여, 병원 전 단계의 응급처치가 얼마나 중요한 가를 알 수 있다. 현재 우리나라 종합병원 이상 급의 응급실에서 외상환자 수는 전체 응급실 환자 수의 거의 20-30%에 이르고 있는 현실이며, 많은 DOA(Death on arrival : 도착 당시 이미 사망한 경우)가 외상으로 인한 것이 상당한 수에 이른다.

환자를 신속하게 이송하면서 적절히 필요한 보조적인 처치를 제공하는 것이 환자의 예후에 도움이 된다는 것은 다 알려진 사실이며 당연하다고 여겨진다.

하지만 이송을 최대한 빨리 하면서 응급처치를 포함하여 한두 가지 더 보조적인 처치를 제공한다는 것이 정작 이송시간에 영향을 줄 수 있다. 외상환자들은 상태에 따라(관통상, 둔상, 경추손상, 사지골절 등) 일괄적인 응급처치 방식을 적용하기 어려울 수 있다. 숨어 있는, 시간을 다투어야 하는, 즉 빠른 수술을 통해서 또는 대학병원에서의 비교적 간단한 시술로써 정상적인 상태로 돌릴 수 있는 황금시간(Golden hour)이 요구되는 기흉, 혈흉, 골반골 골절, 경막하 및 경막외 출혈 등의 질환을 현장이나 이송 중의 구급대원들이 정확하게 감별하기는 쉽지 않다.

또한 일반적인 부목처리, 산소투여와 함께, 외상환자에게는 수액을 투여해주는 것이 상당히 중요한 데, 그 또한 기술이 익숙하지 않으면, 구급차가 병원으로 출발하지도 못한 채 오히려 현장에서 중요한 시간을 허비하는 상황이 초래될 수 있다.

이상적인 외상환자의 처치 및 이송을 위해서는 지속적인 구급대원들에 대한 교육과 각각의 외상의 종류에 따른 이송단계에서의 표준화된 처치 매뉴얼이 반드시 필요하다.

4. 천식과 만성폐쇄성 폐질환과 같은 산소공급을 필요로 하는 환자

구급차에는 산소 공급 장치가 있으며, 게다가 기관지 확장을 시켜줄 수 있는 분무기가 구비되어 있고 쉽게 투여 가능하며, 큰 부작용도 없어서 쉽게 이용할 수 있고 응급구조사들은 이를 사용할 권한이 있고 사용하도록 이미 교육을 받았다.

또한 환자나 보호자들 또한 평소 사용 할 줄 알기 때문에 응급실 이송 전 까지 상당히 효과적으로 이용 할 수 있다.

물론 최악의 순간에는 기관 내 삽관을 포함한 심폐소생술을, 최근의 알고리듬에 맞게 적용받을 수 있다는 것은 두말 할 필요가 없다.

또한 구급차 내에는 맥박산소 계측기가 구비되어 있어서 언제든지 환자의 저산소혈증의 상태를 수시로 파악할 수 있다.

헬기 이송체계

광활한 미국이나 응급의료체계가 한 층 더 진보된 영국을 포함한 북유럽의 몇 개 국가에서는 헬기의 장점을 살려서 환자의 이송 및 응급처치에 활용하고 있다.

하지만 국내여건에서는 비용효과적인 면, 산악지대, 고속도로 여건, 여러 병원들의 환자처치능력의 잠재력 등 제반사항을 고려할 때 논란의 여지가 많다.

다발성 중증외상 환자 및 황금시간(Golden hour)이 필요한 외상환자들에 대한 처치의 중요성이 점차 강조되고 있다. 권역외상센터가 권역별로 지정되면서 기존 건물의 리모델링 및 재건축이 이루어지고 있고 여기에 헬기의 이, 착륙이 실제로 될 수 있도록 고안되고 있어서 우리나라의 헬기이송 시대가 곧 활기차게 도래할 것으로 보여 지며, 경기도, 서해안, 경북 내륙 등의 일부에서는 그에 앞서서 이미 닥터헬기가 운용되어 이송 및 어느 정도의 응급처치가 이루어지고 있는 실정이다.

헬기이용을 수요와 공급적인 측면에서만 다루어 져서는 안 될 것이다. 일반인이 요청을 하던, 의료인이 하던, 만일 헬기를 운용하는 단체, 예를 들어 소방당국으로 헬기사용에 대한 요청이 들어 왔을 때, 지상의 구급차처럼 무조건 다 응대를 해야 하는가? 그렇다고 준비된 헬기를 띠우지 않을 것인가? 하는 데에는, 비용효과적인 면, 그리고 지상과 공중에서의 환자의 상태 및 출동 의료 인력에 대한 위험성 등 다양한 면을 고려해야 한다.

이미 상당한 경험을 축적하고 있는 헬기 이송을 요청하는 외국의 일반적인 사례 중 몇 가지만 살펴보면,

① 응급실이나 병원에 도착하기 전 이송시간을 최소화 해야 할 필요가 있는 경우
② 환자에게로의 접근이 지상으로는 힘든(섬이나 산악지대 또는 고속도로 등) 경우
③ 헬기출동 및 이동에 기상상태가 양호한 경우(시계 거리나 안개, 눈, 비 등)
④ 헬기 이착륙에 필요한 시설이 옥상이나 지상에 안전하게 구비되어 있는 경우

등으로 정해져 있지만, 권고사항이며 필수는 아니다. 미국에서도 실제 상당수의 헬기이송이 이와는 맞지 않는 병원간의 이송이 필요한 경우 등에 많이 이용되고 있으며, 고가의 헬기 및 그 인력, 장비의 보유측면에서 보면 지속적인 운용 및 활용을 위해서는 적응증(Indication)의 포괄적 확대가 필요할 수도 있다고 생각한다.

지상의 구급차들도 각각의 내부시설및 장비가 미진한 것처럼, 앞으로 헬기 또한 처음부터 자격기준을 엄격히 정해 놓지 않으면 극단적으로 단순한 운송수단처럼 전락할 수도 있다.

중증환자이송에 적합한 장비, 시설과 탑승하는 전문 인력기준을 명시하는 기준이 필요하다.

그러나 북아메리카의 광대한 대륙, 그리고 북유럽의 제반여건과는 비용 효과적으로 맞지 않는 국내여건에서 지역적인 과욕으로 형편에 맞지 않는 우후죽순격의 헬기 운용은 경계해야 할 것이다.

최초반응자(first responder)

미국을 포함한 주요 선진국에는 최초 반응자(first responder)에 해당하는 사람들이 있다. 선진국의 경우 이들의 역할과 기여가 이미 상당한 수준에 도달해 있다. 미국의 경우 병원 전 단계에서 환자에게 접근성 및 응급처치를 돕기 위하여 응급구조사 뿐만 아니라 일반시민에게도 최초 반응자(first responder)라는 응급처치 교육과정(약 4시간)을 실시하고 있다. 이들은 응급환자 발생 시 응급구조사가 도착하기 전 이미 상당한 수준의 응급처치를 제공하게 된다.

심장정지 상황의 경우 최초 반응자는 사망 확인 후 기본심폐소생술과 제세동(defibrillation)을 실시하게 된다. 물론, 시술 전에 응급구조사의 출동은 사전 요청해 둔 상태이다. 이어서 응급구조사가 현장에 도착하게 되면 이들에게 즉시 환자를 인계하고 이들을 계속해서 돕게 되는 것이다. 갑작스런 심정지의 경우 환자에게는 4~6분이라는 극히 제한된 황금 같은 소생가능한 시간만이 허락되어 있다. 즉, 이 시간이 지나면 뇌세포는 영원히 비가역적 상태로 변하기 때문에 심정지 즉시 소생술과 함께 필요 시 제세동치료가 시작되면, 경우에 따라서는 거의 40~50%의 생존율을 기록할 수 있다고 한다. 우리나라도 심폐소생술의 교육을 다중시설(학교, 경찰서, 관공서, 이용소, 대중교통, 체육시설 등) 종사자 들에게로 확대 실시하고 있는 추세이며 선진국과 같은 최초 반응자(first responder)의 장점을 살려서 그 역할을 극대화 하려고 하고 있고 일반인에게 까지 그 교육을 확대 하려고 노력하고 있다.

공부를 하다 보면 용어 중에서 약간 헛갈리는 영어단어들이 있다. 방관자 또는 옆에 서있는 사람(bystander)과 일반인(layperson)이 그것이다. 나 자신은 별로 크게 의미를 두지 않는다. 방관자효과(bystander effect)라는 말이 있다. 주위에 사람들이 많을수록 어려움에 처한 사람을 돕지 않게 되는 현상을 뜻하는 심리학 용어라 하는 데서, 아! 이렇게 생각할 수 있겠구나. 먼저 이런 의미를 염두에 두면 일반인(layperson)과는 달리 방관자(bystander)는 약간 수동적인(passive) 또는 음성적인 (negative)경향으로 이해하는 것이 좋겠다.

즉, 심정지 등의 상황에서 도움 요청 시(119와 자동제세동기)는 반드시 특정한 사람을 지정해서 지시하도록 교육을 하는데, lay는 놓다, 눕히다 등의 낮은 위치로(CPR을 시행해야 하는 환자위치) 가고 있는 단어 형태인 반면, bystand는 그냥 그대로 옆에 서 있는 듯 인상을 준다. 최초반응자(first responder)와 방관자 또는 옆에 서있는 사람(bystander) 그리고 일반인(layperson), 이 세 부류가 이제 잘 구분 되었기를 바란다. 이러한 해석은 단지 저자의 생각이며, 단지 공부하고 이해하며 지나가는데 도움이 되기를 바라는 의도이며 정확한지는 확인할 수 없다.

응급구조사

우리나라에 119가 있다면 미국에는 911이 있고, 우리나라처럼 미국의 구급차 내에도 응급구조사들이 탑승하고 있지만 그 수준은 상당하다. 현장에 출동한 응급구조사는 즉시 환자로부터 가장 생명 위협적인 문제가 무엇인가를 파악한 후 이에 대한 적절한 조치(예: 기도확보, 호흡보조, 순환보조, 척추고정 및 CPR)를 행하며 현장 및 이송 중에 질 높은 치료를 하되, 관련된 응급의료센터의 의료지도의사(주로 응급의학전문의)와 필요한 경우 부단한 교신으로 전문응급의료지시를 받아서 환자에게 최선의 시술을 행하며 신속히 병원으로 이송하게 되는 것이다. 그래서 선진응급의료체계에서 병원 전 응급구조사의 활동을 일컬어 "병원 내 응급의학전문의의 뻗어있는 팔"이라 하기도 한다.

10여년 전 펜실베니아(Pennsylvania)의 주도(capital city)인 해리스버스(Harrisburg) 근방에서 미국의 구급대원들과 함께 이틀간 911을 탄 경험이 있다.

우리나라의 의과대학을 갓 졸업하여 인턴으로 근무하게 되면, 알고 있는 지식이 많음에도 불구하고 실전에는 다소 약한 면이 있고, 실제 환자 진료에 관여하고 싶어도 능동적으로 하지 못하고 전공의나 전문의의 지시를 받아서 수동적인 자세를 취하는 경우가 많다. 이와 비교해 볼 때 미국의 응급구조사들을 일컬어서, 왜 전문응급구조사라고 호칭을 하는 지 알 것 같다.

그들의 지식수준이 어느 정도 인지는 짧은 기간 동안 보아서 가늠하기는 어려웠지만 우리나라의 경우 인턴과 전공의들이 보는 수준에 해당하는 워싱턴 매뉴얼과 같은 전문서적이 구급차 내에 늘 비치되어 있었고, 매번 그들이 주고받는 대화, 그리고 현장에 출동해서 환자를 처치하는 수준 등이 우리나라의 능동적인 인턴수준급 이상으로 보여 졌다. 그러면서도 지켜야 될 규정, 해야 할 것과 하지 말아야 할 것을 분명히 구분하는 모습에서 응급의료체계의 비교적 긴 역사와 합리적 사고방식을 엿 볼 수 있었다.

현재 우리나라의 응급구조사들은 민, 관 구급차들 뿐만 아니라 종합병원, 대학병원의 응급실, 수술실, 중환자실 등에 많이 배치되어 근무하고 있다.

전국에 수많은 응급구조학과들에서 배출되어 소속된 119 및 전국 병원의 헤아릴 수 없는 많은 응급구조사들의 활동영역의 확장은 그야 말로 응급의료의 입체적인 성장을 반영하는 결과물들이고 버팀목이며 지금도 계속 진행되고 있다.

시간을 다투는 심장과 뇌에 관련된 응급질환들, 그리고 외상, 약물중독과 관련된 응급처치 및 진료는 물론이거니와, 특히 최근 증가추세에 있는 일산화탄소 중독, 뱀 교상과 같은 특수한 사회적, 환경적인 응급질환의 진단과 치료에 있어서 현장에서부터 응급실 그리고 응급실 이후의 단계에까지 시설, 인력, 기능 모두 최상의 응급의료체계를 유지해야 하는데 응급구조사는 어떨 때는 환자가 발생한 현장과 이송과정 중의 최 첨병의 위치에 있는가 하면, 어느 순간에는 응급실이나 중환자실, 수술실 등의 중요 장소에서 본인 고유 및 보조적인 기능을 담당하여 충분한 존재가치와 그 역할을 당당히 보여 주고 있다. 따라서 작금(昨今)의 응급의료체계에 있어서 직, 간접적으로 매우 중요한 위치를 응급구조사가 차지하고 있다고 생각한다.

갖가지 임상술기들에 대해서 할 수 있는 것들에 대해서, 즉 업무범위에 대해 응급의료에 관한 법률로 정하고 있다. 업무범위는 1급과 2급 응급구조사에 대해서 달리 규정을 두고 있으며 필요에 따라서 공론화과정을 거친 후 법률개정을 통해서 현실적인 첨삭이 이루어져야 하겠다.

1. 1급 응급구조사 (2급 응급구조사 업무 포함)

- 심폐소생술시의 기관내삽관을 포함한 기도확보
- 정맥로 확보
- 인공호흡기를 이용한 호흡 유지
- 약물투여(저혈당성 혼수 때에 포도당 수액 투여, 흉통환자에게 니트로글리세린 혀 밑 투여, 쇼크환자에게 일정량의 수액공급, 천식발작 때에 기관지확장제 흡입)

2. 2급 응급구조사

- 구강 내 이물질의 제거
- 기도유지기를 통한 기도유지
- 기본 심폐소생술
- 산소투여
- 주요 부목을 이용한 사지 및 척추의 고정
- 외부출혈의 지혈 및 창상의 응급처치
- 심박수, 체온, 혈압 등의 측정

- 쇼크 방지용 하의 등을 이용한 혈압의 유지
- 자동제세동기를 이용한 처치
- 흉통환자에게 니트로글리세린 혀 밑 투여
- 천식발작 때에 기관지확장제 흡입(환자가 해당 약물을 휴대하고 있는 경우)

응급구조사의 실제 활동(미국과 우리나라의 비교)

응급구조사는 출동 전 상황실 상담원으로부터 얻은 환자에 관한 정보로부터 어떠한 종류의 환자인가를 확인하여 이에 적절한 장비와 팀이 동원되어 신속히(보통 4분 이내) 출동하여 현장에서 전기치료 및 약물투여 등을 시행하고 규정에 따라 지도 의사와 무선(또는 스마트폰)으로 교신하여 협의를 구하게 된다.

선진응급의료체계하의 응급구조사는 고급기도확보술인 기관내삽관술(endotracheal intubation)의 시행과 경 정맥 라인 확보와 함께 약물을 투여할 수 있고, 산소치료, 척추고정 등의 필요한 모든 조치를 강구할 수 있게 수련되어 있고, 법적으로 이들의 시술이 뒷받침 되어 있다. 특히, 외상의 경우 환자를 신속히 이송해야 하므로 필요한 경우 기관내삽관을 이송도중 차량 속에서 시행하기도 한다. 뿐만 아니라 급성 심장질환이 의심되는 경우 12 리드(leads) 심전도(EKG) 기계로 환자의 심전도를 찍어 이를 전문 의료인에게 전송하고 응급실의 전문 의료지시인은 그 심전도를 즉시 판독하여 탑승 응급구조사와 더불어 이들 심장환자에 대한 병원 전 응급치료를 병원도착 전부터 이미 시작하게 된다.

예를 들어, 급성심근경색증 환자를 위한 아스피린(aspirin) 투여 및 흉통을 위한 니트로글리세린(nitroglycerine) 혀 밑 투여 등이 있을 수 있다. 또한 이송

시간이 30분 이상 예상되는 경우에는 의료지시에 따라 ST상승 급성심근경색증 환자에게 혈전용해제(thrombolytic agent)를 투약하며 병원으로 이송하게 되어 이들의 치사율을 최고 50%까지 감소시킬 수 있었다는 보고도 있다. 또한 급성호흡 곤란을 호소하는 환자에서는 기관내삽관을 즉시 실시하고 천식 혹은 만성 폐쇄성 폐질환 환자를 위하여서는 흡입용 기관지 확장제를 투약하고, 이들에 대한 산소치료를 하며 이송한다. 이 외에도 급성 알레르기성 아나필락시스(anaphylaxis)로 생명이 위중한 쇼크 환자에게는 에피네프린(epinephrine) 및 수액을 투여하여 이들을 소생시키고, 저혈당성 쇼크로 의식이 감소된 환자에게는 현장에서 혈당검사를 즉각 수행하여 경 정맥으로 당을 투여하여 이들의 의식회복을 앞당길 수 있고, 급성 심장환자에게 흔히 있는 치명적인 심장부정맥 환자의 부정맥도 약제의 투약으로 즉시 회복시켜 이들의 생명을 유지하며 이송할 수 있는 것이다.

선진 응급의료체계(Emergency Medical Service System, EMS System)에서는 이상에 언급한 이른바 일반인(lay person)과 최초반응자(first responder)의 응급의료체계 참여가 두드러지게 나타나고 있다. 최근 이에 대한 괄목할 만한 개선을 보면 심 정지를 위한 제세동술을 사용할 수 있게끔 법적, 제도적 장치로 이를 뒷받침하여 이들이 시행될 수 있게 한 것이다. 외부형 자동세동제거기(Automatic external defibrillator, AED)를 교육하여 이를 심 정지 환자에게 시술함으로써 놀라운 소생율의 향상을 보여주고 있다. 그리고 이들 장비는 현재 카지노, 공항 그리고 항공기 등 많은 사람이 모이는 곳에 이미 확보되어 시술되고 있고, 각 지역사회에 의한 본 장비의 확산 분포는 일반인 및 최초 반응자에 의한 소생술로 상당한 불구율과 사망률의 감소를 불러오고 있다.

선진응급의료체계에서 응급구조사 수련제도가 시행된 후에는 병원 전 심정지의 치사율이 제도 이전보다 20%나 감소되었다고 하고, 여기에 한걸음 더 나아가 최초반응자의 AED 사용이 법적으로 뒷받침된 후에는 심 정지 환자의 생존율을 50%로 개선하였다고 보고된다.

그리고 이들 응급구조사는 소아의 응급처치에도 적극적인 바 기도확보, 산소치료 및 발작을 위한 치료 등을 시행하고 있다.

선진 응급의료체계의 제도적 장점은 이상에 언급한 구체적인 내용뿐만 아니라, 거시적 차원에서 응급의료체계가 제도상 정부가 주도하는 일괄적인 하향식 응급의료체계라기 보다는 지역사회 구성원으로 하여금 자발적으로 참여하게 하는 상향식 응급의료체계에 정부가 이차적으로 보조하는 시스템으로 구성되어 있기 때문에 보다 많은 시민과 주요 기관의 자발적이고 의욕적인 응급의료체계로의 참여를 유도할 수 있다는 점이다. 즉, 선진응급의료체계는 시민을 위한, 시민에 의한 그리고 시민의 응급 의료체계인 경우가 많다.

미국에서는 상당한 경험과 시행착오, 합리적 사고방식 등의 영향으로 비교적 고난이도의 침습적인 응급처치들을 다양하게 수행할 수 있는 데 반해 우리나라에서는 법률에서 이미 상당히 제한된 응급처치 항목에다가, 실제상황에서 그나마도 덜 시행된 채로 응급실에 환자를 이송하는 경우가 많다. 가령 저혈당 수치까지 확인을 했지만 포도당수액은 공급하지 않은 채로 내원하는가 하면, 저혈당으로 인한 혼수환자를 뇌혈관병변으로만 생각하고 간이 혈당검사를 전혀 하지 않는 경우들도 흔히 있다. 사실 환자가 발생한 장소의 아주 긴박한 경황에서 정맥라인을 확보하고 여러 가지 상황을 생각해보는 여유를 갖기는 싶지 않다. 라인 확보도 못하고 시간을 괜히 지체하여 생기는 합병증, 민원, 그로 인한 사기 저하를 고려 할 때 오히려 가까운 응급실로 빨리 이송하는 것이 오히려 그러한 부담을 덜 수도 있다고 여겨지는 실정이다.

응급구조사들과 지역 병원들 간의 교류를 통해서 응급처치교육 및 주요 술기에 대한 주기적인 훈련, 그리고 현장 출동 당시 시행된 처치기록 및 행위들에 대한 피드백이 수시로 이루어져야 하며, 현장 구급대원들에 대한 선진국의 견학프로그램들을 개발하고, 법 제도 하에 있는 항목들에 대해서는 적극적인 처치가 이루어 질 수 있도록 독려해야 하며, 가능한 범위 내에서 법적 규정 항목을 선진국 수준으로 점점 확대 할 필요가 있다.

03 응급실은 진화해야 한다

응급실은 진화해야 한다

응급의료체계란 환자가 발생했을 때 119를 통해서, 또는 환자나 보호자 스스로 자가용이나 택시, 기타 운송수단을 이용하는, 즉 이송단계에 해당하는 병원이전 단계와 응급실도착 이후부터 진행되는 병원 내 단계가 있다.

빨리 환자를 응급실로 이송만 잘 한다고 되는 것이 아니고 이송 후에 그 병원이 얼마나 수많은 종류의 복잡한 진단명 속에서 핵심을 잘 찾아내어서 중한 순서대로 시술이나 수술이 필요한 환자를 잘 분류하여 적절한 시간 내에 치료하느냐가 중요한 관건이다.

이렇듯이 응급실은 응급의료체계의 끝이 아니라 두 번째 단계인 병원단계의 시작이라는 것을 염두에 두어야 한다.

따라서 응급실에서 발생되는 문제가 응급실만의 문제가 아니라 그 병원전체의 시스템의 문제일 수 있다. 중요한 시술이나 수술은 응급실만의 능력으로 해결이 되지 않는다. 응급실 바깥에 반드시 대기하고 있어야 하는 또 다른 많은 전문 인력들과 적절한 장비, 시설, 공간이 필요하다. 병원 내의 응급환자진료의 신속성을 위한 제도화를 위해서는 응급진료시스템에 대한 병원의 적극적인 정책이 필요하며 응급의학 전문의의 일선 배치를 의무화하고 주요 임상과들과의 협의 진료(back up system)가 명문화 되어서 응급실에 대한 최대한의 협조(신속반응 및 처리)가 자연스럽게 이루어 져야 한다. 또한 응급실 진료비의 완전 후불제가 이루어 져서 응급환자의 경우 진료의 신속을 도모하며, 경제적인 혹은 기타 이유로 인한 응급진료에 대한 장벽을 제거하는 것이 중요하다.

응급환자병상을 위한 규정이 마련되어 있어야 한다. 응급환자 병상사용의 효율성을 높이고 중환자실을 포함한 전체 병상의 약 10-15%는 항상 응급환자를 위해 가용할 수 있어야 한다. 따라서 병원 전체병상 점유(가동)율이 85-90%이상을 상회하면 응급환자의 순환에 지장이 초래된다.

친절, 서비스보다는 응급실은 안전이 우선 !

다른 지역들은 차치하고서라도 대구지역의 대학병원 응급실들을 살펴보면 연중 포화상태인 경우가 상당 기간 지속된다. 이런 경우에는 입원실도 꽉 차 버려 환자들이 꼼짝달싹 할 수 없는 경우가 많다.

이런 시기에 응급실의 의사, 간호사뿐만 아니라 원무행정직원등의 필수 인력들은 자기가 가진 능력의 한계상황에 자주 도달하게 된다. 이럴 때 일수록 중증환자들을 놓치지 않고 제때 적절한 치료를 할 수 있는, 병원마다의 안전한 관리체계를 만들어 나가야 하며, 지역 병원들이 여러모로 계속해서 그렇게 노력하고 있다는 것을 잘 알고 있다. 친절, 서비스는 대학병원 응급실에서 이루어야 할 마지막 이상이다. 계속해서 노력해야 할 부분이며 그것은 여유 있는 환경에서 어느 정도 연륜과 경험 안에서 우러나와야 되며 각종 병원평가 때 마다 반짝하고 사라지는 연례행사는 의미가 없고 그것은 부끄러운 짓이다. 현재의 응급실이라는 환경에서 365일 이용자 측면에서 만족감을 준다는 것은 현실적으로 어려운 점이 많다. 그 보다는 먼저 매일 매일 빠른 진단과 최적의 치료라는 환자안전에 우선을 두는 것이 적절하지 않을까 생각한다.

응급실의 역할들 중에서 가장 중요한 것은 무엇일까?

응급환자에게 친절, 서비스 등도 중요하지만 그것보다는 제한된 인력과 공간 그리고 넘치는 환자들에게서 얼마나 빠르고 정확하게 진단과 치료를 행하는가 하는 것이 중요하다. 물론 각 과 전문의들이 모두 응급실에 24시간 상주할 수 있다면 그 보다 더 좋을 수는 없을 것이지만 그렇게 하는 것이 현실적인 대처가 되지 못하다는 것을 우리는 잘 알고 있다.

친절, 서비스 등의 부가적인 사항도 물론 아주 중요하고 그렇게 되도록 노력해야 한다. 그렇지만, 많은 공간 확장과 인력 투여 등에 대한 투자대비 비용 효과적인 면을 배제할 수가 없다. 따라서 의료공급자 뿐만 아니라 이용자들도 이런 점을 함께 이해를 해야 한다. 우리나라의 모든 병원들이 다 빅 파이브(big five, 5)가 될 수는 없지 않은가.

응급실이라는 제한된 공간에서 정확하고 빠른 진단과 치료를 위해서는 그 역할에 맞는 적절한 인력들의 배치가 필요하다. 비단 응급의학과 전문의들만을 일컫는 것은 아니다.

예전의 응급실?

지금과 20여 년 전의 대학병원 응급실의 가장 큰 차이 한 가지를 들자면 그 때는 응급의학과가 없었다는 것이다.

질서가 없는 무법천지였고, 응급실의 구성인력은 2-3명의 인턴과 간호사들 뿐이었다. 모든 전공의들이 다 그랬던 것은 아니지만, 인턴이 환자발생을 해당과 전공의에게 보고를 하면 담당전공의는 응급실로 내려와서 환자에게 먼저 가서 환자상태를 봐야 할 텐데 그러지를 않고 고생해서 환자상태를 보고한 인턴을 먼저 혼내고 있다. 특별히 그 인턴에게 잘못이 있어 보이지 않는데 이상한 트집을 잡아 보고가 잘못 되었다 하고, 이 환자는 내 환자가 아니라 하면서, 그러고는 환자는 보지도 않고 그냥 다시 올라가는 전공의들이 있었다.

그런 경우가 비록 소수인지 모르겠으나 내 기억에는 아주 강하게 남아 있다. 지금 그 때로 다시 돌아가서 그 전공의를 실컷 패 주고 싶다.

아직도 응급의학과는 쉽게 마음먹고 선택을 할 수 있는 과가 아니다. 장점보다 단점이 더 많아 보이고 다른 과들과 비교해서 육체적으로 정신적으로 많이 힘들다. 그렇다고 해서 경제적으로 더 나아 보이는 것도 없다. 일 년 열심히 하다가도 어느 순간, 예기치 않은 일이 생기면 온통 된 서리를 맞고 고개 숙여야 하는 것이 여러 과들 중의 선택상황에서 응급의학과를 선택한 사람들의 숙명이다.

응급의학과는 응급실의 안전 지킴이다. 인력에 있어서 늘 필요한 수요보다 공급이 원활하지는 않다. 그 만큼 선택한 사람들은 힘이 든다. 인력수급에 대한 대책으로 응급의료수가를 얘기하는 분들이 있지만 방정식이 복잡하다. 단기간에 풀리기에는 어려운 문제이다.

지금 현재 되는 것은 된다 하고 안 되는 것은 안 된다고 미리 공지를 하면 좋을 텐데?

의료 이용자와 공급자간에 신뢰는 솔직한 데에서 나와야 한다. 지금 현재 보기 어려운 질환이 있으면 이러한 사실을 미리 공개해야 한다. 시민들이 미리 알고 있고 또한 119상황실에서도 알고 있으면 좋지 않을까? 대학병원들도 오는 환자들을 모두 다 보지는 못한다. 이제는 대학병원마저도 일부 질환들에서 주요 사정 때문에 그 날에 진료가 정상적으로 되지 않는 것들이 있다는 것을 일반 시민들도 알려고 하면 쉽게 알 수 있다. 그렇지만 대학병원들은 그 날 보지 못하는 진료에 대한 분명히 정당한 사유가 있어야 한다. 보건당국에서는 그러한 것을 관리하고 감독, 시정을 해 주어야 한다. 그래야지만 환자가 그 응급실에 갔다가 병원사정으로 안 되어서 또 다른 병원으로 옮기는 이중의 불편과 시간, 그리고 위험발생요인을 줄일 수 있을 것이다.

우리나라 응급실 이정도로 충분한가?

소를 잃은 지 1년여 지난 후에 잃어버린 이유도 까맣게 잊혀지고, 외양간 고치기도 흐지부지, 또 언제 잃을지 걱정이 되지만 주위에서는 언제나 그러 했듯이 다음 이슈로 넘어간다.

응급실 문 밖에서 응급실을 바라보는 분들은 저곳을 최고의 응급실로 만들어야지 라고 하며, 응급실 구성원들에게 유, 무상의 채찍질을 해댄다. 이 분들이라 함은, 병원의 집행부만을 언급하는 것은 아니다. 보건당국, 시민단체, 언론 모두 포함이 된다. 지역 응급실의 문턱은 알다시피 절대 높지 않다. 따라서 응급실을 바라보는 시각을, 남의 일처럼 보지 않았으면 좋겠다. 문제점이 있다면 직, 간접적으로 관련된 모든 분들이 함께 고쳐 나가야 되고 저마다의 책임감을 느껴야 된다.

어떤 잠재되어 있던 문제점에 대한, 갑작스럽게 나타난 결과에 대해서 그 잠재력을 거의 없애기 위해서는, 앞으로 여러 가지를 고려한다면 십 수 년 간 더 걸려야 할 문제를 단기간에 어떻게 해 본다는 것은 어려운 일이 될 수 있다.

응급실내에서 발생은 했지만 응급실만의 문제가 아니라고 말하고 싶은 사람들은 비단 응급실에서 근무하는 인력들 뿐인가?

현재 응급실에서 이루어야 되고 성취해 주어야 되는 숙제들을 몇 가지 나열해 보자.

환자, 보호자분들에게 빠른 진단, 적절한 치료, 친절한 서비스, 당연하다. 그리고 환자 수 증대, 수익창출, 응급실에 관련된 각종 평가 항목들에 대한 점수향상 이것 또한 무시할 수 없다. 한마디로 두 마리 이상의 토끼를 한꺼번에 잡아야 되는 거다.

이 모든 항목들에 직접적인 영향을 주는 것이 있다, 그것은 바로 응급실 체류시간이다.

체류시간이라 함은 입원하기 전, 또는 여러 가지 이유로 다른 병원으로 전원하거나 퇴원하기 전에 환자가 응급실에 머물러 있는 시간이다. 만일 병원전체의 병상 가동률이 98%라 함은 병상 100개중에 98명의 환자가 당일 입원해 있다는 말이다. 응급실에서 응급치료가 끝나고 입원결정이 나서 병실로 가야되는데, 그 출구가 되어야 할 병실이 98% 내지는 100% 차 있으면, 어떻게 될까? 환자들이 응급실에서 병실처럼 계속 지내고 있어야 된다는 것이다.

제한된 공간과 인력으로 빠른 진단과 적절한 치료를 해서 이제 응급실에서 환자분들이 떠나야 되는데, 그렇게 하지를 못하고 응급실에서 지내야 된다는 말이다. 환자, 보호자분들은 직접 식사를 준비해야 하는 등 여러 가지 여건들이 불편한 응급실에서 생활을 한다는 것이 쉽지 않다.

의료진 또한 며칠간 계속해서 친절한 서비스를 지속해서 해 드려야 되고, 결국 응급실에서의 체류시간이 길어지면서 주요 응급실과 관련된 평가 점수는 떨어지고 나쁜 응급실까지는 아니지만, 플랜카드를 걸만한 응급실이 되지를 못해서 질타와 추궁의 뒨서리를 맞게 된다.

이런 빽빽한 응급실, 밖에서 보는 시선들이 여유와 융통성이 없는 상황에서 제 2의, 제 3의 귀중한 소를 잃는 사태가 또 다시 생기지 않는다고 자신할 수 있을까?

매끄러운 연속적인 진료와 수시로 끊기는 진료

환자 혼자 혹은 보호자와 함께 응급실에 처음 들어 올 때부터 퇴원을 하거나 입원을 하는, 즉 응급실에서 퇴실하는 마지막 순간까지를 한 번 시뮬레이션 해 보자.

먼저 응급실 입구 안으로 들어오면 환자 분류소, 초진구역, 보호자대기실, 접수 및 수납창구 등이 병원마다 조금씩은 배치가 틀리겠지만 대등소이하게 서로 가까이에 붙어져 있을 것이다. 환자가 지닌 병의 중증도에 따라서 접수, 분류, 초진 등의 순서가 바뀔 수도 있고, 한두 가지를 빼 먹어 버릴 수도 있다. 그렇게 미리 정해 놓아야 하며, 심근경색, 뇌경색 등의 시간을 재촉하는 질환들에서는 더더욱 그러하다. 또한 이런 구역들에 대한 충분한 공간이 확보되어야 한다. 명패만 달아놓은 유명무실한 공간은 아닌지 점검할 필요가 있다. 그리고 무엇보다 중요한 것은 의료 인력의 투여이다. 중증분류소나 초진구역에 근무하던 의사가, 환자가 응급실 저 안쪽으로 이동 되었을 때 매번 함께 따라 다니거나, 불려간다면 초진과 분류의 의미가 퇴색되어 버리는 감이 없지 않고, 그 의료진들은 얼마가지 못해 지쳐버리게 될 것이다. 큰 대형병원들 일수록 이런 공간의 독립적 배치와 인력이 분업화된 형태로 갖추어 가는 경향이 있으며, 옳은 선진국형의 흐름이다. 그러나 완벽하게 지속적인 피드백이나 적절한 모니터링이 이루어 지지 않으면 진료의 연속성이 끊어 질 우려가 있다.

어느 작은 중소병원의 응급실을 생각해보자. 그곳에도 요즘은 응급의학전문의들이 최전방에 배치되어 근무하고 있는 곳들이 점점 늘어나고 있는 추세이다. 하지만 24시간을 모두 커버하기에는 인력이 턱 없이 모자라서 주로 낮근무에만 종사하는 곳이 많다. 흉통으로 응급실에 내원한 협심증 환자의 예를 들어 보자. 응급실에 현재 누워 있는 환자는 2-3명 정도이고, 혹은 재실환자가 전혀 없을 때도 있다. 입원병실도 여유가 있고, 보통 입, 퇴원 결정 및 처리가 상당히 빠르게 이루어진다. 그 날 응급실 의료 인력은 응급의학전문의 1명, 인턴 1명, 간호사 2명, 간호조무사 1명 등이다. 도착 후 바로 환자를 침대에 눕혀서 심전도를 찍고, 산소를 주고, 보호자에게는 접수를 하게 해서 등록번호가 생성되도록 하고, 서랍에 보관하고 있는 니트로글리세린을 우선 혀 밑 투여해 보도록 하면서 응급의학전문의는 상급병원으로 옮길 정도의 심전도 소견이나 임상증상인지 가늠하고, 그(전원)에 대한 준비도 같이 하면서, 의무기록의 작성과 함께 환자, 보호자에게 충분히 축적된 경험으로 여유 있고 안정감 있게 설명을 한다. 한 단계 더 나아가서 필요시 주요검사와 함께 통증이 지속된다면 모르핀주사를 주어서 통증의 경감과 함께 불안감도 줄여 줄 수 있다. 환자의 상황에 따라서 베타차단제, 아트로핀 등의 투여를 생각한다. 좀 더 나아가서 헤파린, 혈전용해제 치료, 관상동맥 중재시술로 이어지는 상급, 대학병원

영역의 진료과정을 경험적으로 꿰뚫고 있으므로 병의 진행에 따라서는 구급차를 준비하고 정맥라인으로 니트로글리세린 제재를 점적 투여하도록 하면서 상급병원으로 연락을 미리 취한 후 전원을 보낼 수 있다. 이 환자들 중 상당수는 이미 협심증을 앓았거나 중재시술의 경험이 있었던 분들이 많다. 그러나 다수의 환자들이 중재시술의 대상에 해당 되지 않는 경우가 많으며, 중소병원의 보존적 입원치료만으로도 충분하다. 물론 환자나 보호자가 원치 않아도, 반드시 대학병원으로 전원을 보내서 중재시술을 받아야 하는 심전도 및 임상소견들이 있다. 공간과 인력의 과밀화와는 어울리지 않는 중소병원 응급실에서의, 위에서 기술한 흉통환자의 응급실로의 입실에서 전원 또는 입원시키는 퇴실까지의 전 과정에 소모된 시간이 채 20여분이 되지 않는다. 진료과정이 끊김이 없이 매끄럽게 진행된다는 것을 실제 근무해 본 의료진들은 잘 안다.

응급의학 전문의가 있는 병원과 없는 병원, 그리고 야간의 진료가 어떻게 진행되는지는 객관적으로 비교해 보기는 어렵다. 그러면 24시간 365일 불이 환하게 켜져 있는 대형병원들은 실제로 진료가 매끄럽게 연속선상에서 잘 진행이 될까? 거시적으로 낮과 밤, 환자가 많고 적은 날, 요일에 따라서, 그리고 주말 등 여러 가지 변수에 의한 영향을 받는다. 사공이 많으면 배가 산으로 간다고 했던가? 많은 임상 과와 거기에 속해져 있는 임상의사 들 간의 관계형성의 복잡성에서 오는 진료 속도의 지연, 환자가 지닌 질병의 다양성 및 그에 따른 임상 의사들의 이해가 상이한 점 등에 의한 변수는 차치하고, 공간과 인력배치라는 하드웨어적인 요소들을 우선 거론 하고자 한다. 서두에 기술한 것처럼 대형병원들은 공간, 인력이 분업화 되어 배치가 되어 가고 있다. 환자는 접수, 수납, 분류, 초진을 거쳐서 또 저 안쪽 응급실로 들어가면 어느 곳에 배치되어 누워서, 어떤 의료진을 만나게 될지 알 수 없다. 작은 병원에서는 응급실에 들어오자마자 어찌 생각하면 한방에, 단숨에 해결 될 일을, 심전도 찍고, 혈압, 맥박 재고, 산소 주고, 니트로글리세린 주고, 이러한 것들이 의료진이 몇 배나 되고 시설, 장비가 상당한 수준임에도 불구하고, 진료에 끊어짐이 없이 연속적으로 빠른 시간 내에 이루어 지지 않으면, 그 병원 시스템에 상당한 문제가 있다고 아니 할 수 없다.

입구와 접해져 있는 초진구역에서의 간호사, 의사의 배치인력, 구비 약, 접수 전, 후 배치 된 인력들이 맡은 역할, 심전도 촬영은 언제, 어디서 할 것인지 미리, 약속하고 정해야 할 것들이 매우 많다. 각 질환마다 프로토콜을 이해하고 반복해서 피드백의 연습과 학습이 되면 좋을 것이다. 심근경색 환자들을 자주 접하다 보면 협심증 정도는 중하게 보이지 않는 과오를 범하기도 한다. 그리고 어느 시각부터 심장내과가 협진을 할지를 약속하여 규정을 정하는 것이 좋겠다. 규정은 있는 데, 실상 이루어 지지 않는 곳이 많다. 권한과 연륜, 경험이 있는 주요 과의 전문의들이 적극적으로 개입하는 마인드가 필요하다. 평가가 있고, 규정을 만들고, 그래서 실제적으로 임상에서 이루어지려면 누군가의 절대적인 마인드가 필요하다는 것이다. 평가와 규정이 없이도 중소병원 응급실의 그 의료신들처럼 했으면 좋겠다.

구역의 분업화가 이루어 졌다면, 의료 인력의 독립적인 역할, 즉 다시 말해서 하나의 팀워크의 구성원이 정해지는 것이 좋겠다. 그 예로, 초진구역팀이 필요하다. 관찰구역팀, 중증구역팀, 심폐소생술팀 등으로, 이 모든 것을 팀워크(teamwork)화 하기는 어렵다. 한두 구역의 팀은 구성원이 중복될 수 있겠으나 한 두 사람이 올라운드 플레이어(player)가 되어서 이리 뛰고 저리 뛰고 해서는 효율적인 인력운용이 되지 못한다. 그 팀의 어떤 구성원이라도 여기 갔다 저기 갔다, 이리저리 불려 다녀서는 내원하는 개개의 환자들을 매끄럽게 진료할 수 없다.

환자분류소의 적절한 위치는?

응급실의 평가항목에 예전부터 환자분류소가 있어서 전국적으로 응급실내에 분류소를 두고 있지만, 초진구역하고의 위치나 그 역할에 있어서 애매모호함을 느낀다. 장소에 대한 평가만 객관적이어서 기능적으로 재고 해 볼 필요가 있다. 기능적인 면은 그 병원에 맞도록 효율적으로 이루어져야 한다.

대학병원에 내원하는 환자들의 큰 흐름을 보면, 외래로 갔다가 응급실에 오는 환자들, 응급실에서 정상적으로 분류 후에 외래로 가는 경우, 응급실에서 외래로 갔다가 다시 재차 응급실로 내려오는 경우 등 같은 병원 안에서도, 엉뚱하게 소비되는 시간과 긴 동선이 발생하고 이로 인해 발생되는 다양한 민원을 수시로 본다. 이 흐름 중에서 외래로 먼저 갔다가 응급실에 오는 환자들은, 환자나 보호자 본인들이 선택해서 외래로 간 것이므로, 미리 응급실과 외래사이의 어느 한 곳에 환자분류 하는 곳을 따로 둔다면, 외래 접수를 하고 진료실 앞에서 오랜 시간 동안 대기해 있다가 진료를 받고 다시 응급실로 내려오는 수고를 들 수 있지 않을 까? 물론, 진료를 정식으로 본 후 필요에 따라서 입원이 당일 필요한 상황이나 증세가 중한 경우 입원장을 발부받은 후 응급실로 진료의뢰되어 오는 경우는 응급실 근무자 입장에서는 많은 부분이 생략(bypass)되어 실제 진료에 도움이 되고 오히려 상당수 의료진들이 반길 수도 있다. 무슨 말인고 하니 이런 종류의 환자들이 외래를 경유하지 않고 응급실로 바로 들어왔을 때의 평소 진료과정에 대한 시스템이 매끄럽지 못하고 부담으로 작용하고 있었다는 것을 반증하는 것이라고 할 수도 있을 것 같다.

응급실내의 분류소는 응급실이 아주 큰 대형병원에서 중증, 관찰, 심폐소생술실, 격리실 등의 구역화가 분명하게 이루어 진 곳, 의료진의 분업화가 확실한 곳, 분류소 근무인력의 전담근무가 보장되어 있는 곳에서는 매우 실속이 있어 보인다. 분류소를 응급실과 응급실 바깥의 외래가는 길 중간쯤에 두는 것은 어떨까? 생각해본다. 외래가는 길에, 진료안내센터 이외에 외래와 응급실 선택의 갈림길을 정해 줄 수 있는 분류소를 두거나, 아니면 진료안내센터와 같은 형태 내에 의료진을 순환 배치하는 것도 생각해 볼 수 있겠다.

응급실만의 문제인가?

프로야구에 1군과 2군이 있다. 응급실만의 문제는 아니지만 응급실에서 해결하고 고쳐야 할 것이 많고 응급실이 그 만큼 중요하다고 본다면 모든 응급실 인력을 충원할 때 2군이 아닌 최고 기량을 가진 1군 선수들로 채워져야 하지 않을까, 우리나라 모든 병원들에서 그렇게 하고 있는가? 혹시라도 등 떠밀려 와서 힘들게 억지로 일하는 사람이 있지는 않은지? 사실이 그러하다면, 그에 따른 보상으로 격려를 적절히 하고 있는지? 열심히 일하고 직업에 대한 만족도와 정신력이 강하고 기관을 사랑하는 마음이 강한 사람은 응급실이 아니라 어느 곳에 가더라도 아주 열심히 잘 할 것이다. 그런 분들이 응급실에서 근무를 하도록 해 주어야 한다. 응급실이 중요하다고 말로만 하지 말고, 인력 충원을 최상의 1군으로 우선적으로 메꾸어 줘야 되지 않을까? 생각해본다.

우연의 사건, 필연의 방문

응급실은 수요자와 공급자간에 주는 것과 받는 것에 있어서 경제성과 서비스에 대한 만족도가 다른 사회경제원칙과는 달리 좀 더 복잡하다. 환자, 보호자 뿐 아니라 의료인들 또한 개개인 마다 다른 성격, 정서 등을 갖고 있어서 지극히 객관적이지 못하며, 또한 응급환자 발생의 특성이 계획 되지 않은 우연의 사건이며 필연의 방문이라는 변수를 내포하고 있기 때문이다.

그러하기 때문에 응급실의 공급자 입장에서, 그리고 뜻하지 않게 방문을 한 수요자 입장에서도, 원했던 결과가 양쪽 모두 한껏, 늘 만족스럽지는 못할 것으로 생각된다.

계획해서 한 번 가보는 외래진찰이 아니다.

응급실을 수입창출의 하나의 관문으로 볼 수도 있지만 주요 수입원으로 생각해서는 곤란하다.

응급실에 대한 환자의 방문은 작정하고 계획해서 한 번 가보는 외래진찰이 아니라 경제사정, 남녀노소 관계없이 어쩔 수 없이 갑작스럽게 가는 곳이다. 적어도 내 거는 슬로건은 수익과 평가가 아니라 안전과 봉사가 되어야 하지 않을까?

꽉 찬 병실, 꽉 찬 응급실, 과밀화를 넘어서 초 과밀화 상태에서 365일 안전하기만을 바라야 되는가? 그 지역사회에서 주요 응급실 수보다 환자 수요가 많게 되면 어찌 되나? 예전, 가족오락관이라는 프로그램에서 폭탄돌리기를 하다가 뻥 터지는 것처럼 늘 위험스럽고 걱정스럽다.

땜질 처방의 한계

한 번씩 사고가 터질 때 마다 땜질 처방에는 한계가 있다.

요즘 말이 많은 학교폭력사태도 마찬가지이다. 응급실을 방문하는 부정맥환자들의 예를 들어 보자. 이런 분들은 외래에서 평소에 약물 치료를 받고 있던 분들이 많다. 심장이 아주 빨리 뛰는 빈맥이 있다, 그 환자가 혈압이 아주 낮거나, 가슴이 아프거나, 숨이 차거나 하는 불안정한 상태가 되면, 평소처럼 약물 치료만 해서는 빈맥에서 오히려 회생 불가능한 악성리듬으로 변해버려 큰일이 난다. 결정적인 치료 한방이 필요하다, 바로 전기충격요법으로 정상리듬으로 돌릴 수 있다. 땜질 약 처방, 계속되는 반성문에, 반복되는 화단청소가 아닌 과감한 결정적인 치료를 해 주어야 한다.

응급실은 지금 홍수를 넘어서 쓰나미(tsunami)로 가고 있다. 그런데도 구급차 사이렌 소리는 계속해서 나고 있다. 100년을 바라보는 대책, 응급실에만 숙제를 던지는 작은 땜질 처방이 아니라, 큰 틀에서의 내 이익, 집단이익을 넘어서 안전한 미래의 대한민국을 위한 전기충격치료가 필요한 시점이 아닌가 생각해본다.

역지사지(易地思之)

대학병원 응급실에 한 번쯤 오신 분 들은 잘 안다. 환자분들은 엄청 많고, 내가 원하는 만큼 빨리 치료해 주지도 않고 설명도 속 시원하게 잘 해 주지도 않고, 병원에 아는 사람이라도 한 사람 있었으면 좋으련만 그렇지도 않고 속상한 경험을 많이 하셨을 줄로 안다.

저자도 환자가 되어 수술도 몇 가지 겪어보고, 보호자가 되어서 몇 년 동안

간병도 해 보았다.

역지사지(易地思之)란 말이 있다. 환자, 보호자, 그리고 모든 의료진들이 서로 상대방의 입장에서 한번쯤 생각을 해 보면 좀 더 이해가 되고 여유가 있지 않을 까 생각한다.

제 3자 입장에서 응급실을 얘기하는 사람들은 현실을 이해하지 못하고(아니면 말로만 이해하는지) 항상 문제점만 노출시켜 이상적인 생각을 가지고 호되게 비판의 칼을 가한다. 그 정도 생각과 의견이면 자기 일(부서)에 엄청난 발전을 이룰 수도 있었을 것이다. '누가 이 사람에게 돌을 던지랴?' 비단 한 지역의 응급실에서 뿐 아니라 사회전체의 본인이 소속된 위치에서 남보다는 자기 자신을 먼저 돌아 볼 필요가 있다.

최근 수년간 전공의의 지원이 기피되고 있는 흉부외과나 외과처럼 국가적으로 존재가치가 인정되는 필수과들에 대해서 정부차원에서의 재정적 지원이 파격적으로 이루어지고 있다. 이런 과들에 대한 지원은 정말 중요하다. 하지만 그 외의 과들 중에서도 10여년 뒤에 갑작스런 지원으로도 되지 않을 지원 받아야 할 처지가 있는 후보군들이 생겨나지 않을 까 우려된다. 소 잃기 전에 외양간을 견고하게 고쳐 놓을 예방적인 수가지원이 다른 주요 과에게도 있어야 될 것으로 보인다. 응급의학과는 최근에 지원율이 많이 올라가고 있지만 언제까지 지속될 지는 장담 할 수가 없다. 그리고 응급실에 근무하는 것이 사명감만 외친다고 되는 것이 아닌 즉, 응급의학의 선택은 누구의 추천이나 권유보다도 본인의 의사로 들어 온 경우가 대부분인 관계로 손을 놓고 다른 길로 갈 수 있는 것도 한 순간이 아닐 수 없다. 응급의학전문의 자격을 갖춘 후 일반의로 개원을 하는 경우를 주위에서 많이 본다.

간혹은 외부고객(?)이 되어서 응급실을 바라보고 싶다. 건의할 사항도 많고 고쳐야 될 것도 많고 지원해야 할 사항도 많다.

04 흔하게 보는 응급질환들

40대의 남자가 응급실에 내원하기 전날에 해물을 먹은 후 급성복통을 호소하였는데 내시경을 실시하니 굽어진 철사 하나가 위의 전정부위(antrum)에 꽂혀 있는 것을 발견하기도 했다. 다행히 천공은 발생하지 않았다.

일반적으로 일부러(죄수, 정신과환자) 또는 모르고 눈 깜짝할 사이(어린 소아) 삼키는 이물질의 형태로는 소아들은 동전, 장난감, 버린 건전지, 크레용, 볼펜뚜껑, 머리핀, 나사못 등이 있을 수 있고, 일반 성인에서는 고기, 김치줄거리,

흔하게 보는 응급질환들

응급환자란? 응급질환이나 외상으로 적절한 응급처치를 신속한 시간 내에 받지 못할 경우 생명을 잃거나 영구적인 불구자가 될 수 있는 환자들을 일컫는다.

응급질환은 여러 가지 다양한 양상으로 우리에게 다가온다. 심장순환기질환이나 암 관련 합병증과 자체 통증 그리고 각종 외상으로 인한 주요 장기의 파열이나 기능이상, 출혈성 쇼크와 그로 인한 다발성 장기부전(multiple organ failure), 세균이나 바이러스 등의 여러 미생물에 의한 인체 주요 장기(폐, 뇌, 신장, 요로, 소장, 대장 등)의 급성감염, 각종 약물중독, 산업현장과 가정 등에서 흔히 발생하는 전기나 가스, 화학물질 등에 의한 손상, 환경에서 오는 야생동, 식물에 의한 손상 그리고 환경의 변화(고온, 저온, 고압, 저압)와 신체 적응의 부조화로 오는 질환 등, 모든 응급질환들이 우리 주위에 산재해 있을 뿐 만 아니라, 우리 신체 내에 늘 잠재 되어 있어서, 누구나가 그 연령 때에 따라서, 또는 각자 하는 직업(일)에 따라서 응급환자의 후보군이 될 수 있다. 내 이웃,

내 가족 뿐 아니라 자기 자신이 언젠가 한번은 응급환자가 될 수도 있다는 얘기이다.

응급실의 환자들을 두 부류로 나누어 볼 수 있다. 당뇨병, 고혈압, 심장병, 결핵, 폐질환, 각종 암등의 만성질환을 기존에 갖고 계신 분들이 갑자기 그 병세가 악화되거나 합병증이 발생해서 내원하는 분들이 한 부류이고(만성병이 있으신 분들이 급성 악화되어 오는 경우) 다른 한 군은 기존에 아무 탈 없이 건강하게 잘 지내다가 갑자기 심근경색이나 뇌졸중, 각종사고로 인한 외상, 뱀에 물리거나 벌에 쏘여서, 일산화탄소에 중독이 되거나 뭘 잘못 먹고 식중독이나 두드러기가 나서 내원하는 경우이다.

계절의 영향을 받는 응급질환들

일부 실환들 중에는 계절적으로 기온의 영향을 받아서 어느 정도 예상이 되기를, 이번 달이나 이번 주에는 이런 종류의 환자들이 몇 명씩은 올 것이라고 예측이 되는 질환들이 있으며, 이들에 대한 진단과 치료계획에 대해 마음의 준비를 미리 해 둘 필요가 있다. 예를 들면 뱀에게 물려서 오는 환자들은 뱀의 비교적 따뜻한 계절에 활동성이 강한 특성과 사람들의 주요 활동시기와 겹치는 4월에서 10월 사이에 발생이 많고 날이 추워지는 11월 이후에는 거의 잘 발생되지 않는다.

츠츠가무시(tsutsugamushi)에 의한 고열환자들은 매년 가을철에 집중적으로 발생한다.

여름 보다 추운 겨울에 심혈관 질환의 발생빈도가 다소 높은 것으로 나타난다. 환절기에는 미쳐 몸을 따뜻하게 준비하지 못하거나 피부의 혈관이 갑작스럽게 수축되어서 뇌나 심장의 기온에 대한 반응이 큰 부담으로 작용해서 고령이나 심혈관질환이 있는 분들은 혈압이 짧은 시간에 높게 올라가거나 심장이 필요로 하는 산소요구량을 충족시켜 주지 못해서 뇌졸중이나 심근경색을 야기할 수 있는 환경이 될 수 있다. 우리 몸도 계절에 따라 순응하고 겸손하게 준비하는 자세가 필요하다.

내원 초기 검사에서 간과하게 되면 사회비용 증대

우리나라에서 계절의 영향을 받는 대표적인 것 중의 하나가 한겨울에 연탄을 연료로 워낙 많이 사용해서 부지기수로 발생했던 일산화탄소중독이다. 고의로 자살을 위한 경우가 아닌 바에는 누구나가 알듯이 겨울철에 많이 발생한다. 다른 계절과 달리 겨울철 내원환자들에서 어지럼증과 의식변화, 사지마비증세 등의 뇌졸중증세의 양상이 가스 중독에 의한 영향일 수도 있다는 것을 반드시 인지를 하여 필요한 검사를 내원초기에 미리 해 두는 것이 비용 효과적이며, 환자의 예후에도 지극히 중대한 영향을 미친다는 것을 염두에 두어야 하겠다. 간단한 검사지만 간과하게 되면 수 주 후 치매로 발전 해 환자 본인 뿐 아니라 가족의 삶과 사회경제적비용에 막대한 지장을 초래하는 경우를 간혹 본다.(뇌졸중 증세를 띠고 있지만 겨울철이니까 일산화탄소중독에 대한 가능성을 염두에 두어 혈액검사를 나가둔다. CT나 MRI보다 간단하며 결과도 빨리나오고 비용적으로도 상당히 절감되는 것이다.)

응급의료인(의사, 응급구조사, 구급대원 등)은 각자 필요한 지식을 스스로 또는 강의실에서 체계적으로 습득한 후에 응급실내에서 실제 내원하는 여러 수많은 환자들을 통해서 직접 체험해 보아야 한다. 최선책과 차선책이 무엇인지, 이 환자에게 이 순간 진정 필요한 것은 무엇인지를 생각해 낼 수 있는 능력을 키워야 한다. 현장에서 또는 이송 중에 이런 종류의 환자 군을 접했을 때 어떻게 처리해야 하고 앞으로 이 환자가 어떤 시술을 받아야 할 것인가, 그래서 어느 병원을 선택해야 할지를, 미리 지금의 응급실 환자들을 보며 상상해 가면서 익혀 두어야 한다.

심장순환계 질환

협심증(angina), 심근경색(acute myocardial infarction), 부정맥(cardiac arrhythmia), 심장전도차단(atrioventricular block), 급성 폐부종(acute pulmonary edema), 울혈성 심부전(congestive heart failure) 등이 응급실을 방문하는 주요 심장 관련 진단명들이다. 물론 진단명을 이미 알고서 집에서 또는 1차 의원이나 2차 병원에서 전원 되어 오는 경우도 있지만 상당수는 흉통이나 호흡곤란, 전신쇄약, 피로 등의 증상을 호소하면서 응급실을 찾는 환자들이 많다.

심근경색이나 부정맥은 병원 바깥에서 발생되는 급사(sudden death)의 주요 원인으로 알려지고 있고 상당수 D.O.A.(Death On Arrival, 도착당시 사망)의 원인질환이 심근경색이나 악성 부정맥의 발현으로 추정하는 바 이들 질환을 가진 환자들에 대해 관심을 가져야 한다.

폐부종은 좌심방으로 들어오는 폐정맥이전의 압력이 상승되어 폐포(alveolus) 및 폐의 간질조직에 발생되는 부종으로 마치 물에 빠진 사람처럼 상당한 호흡곤란을 초래한다. 이는 심근경색이나 부정맥이 제 때 치료 되지 않아서 정상적인 펌프기능(심장수축과 박동에 의한 심장박출)이 되지 않으므로 발생한다.

심장판막 질환, 나트륨, 칼륨, 칼슘 등의 이온의 이상이나 중독 및 감염 등의 원인이 심부전(Heart failure)을 일으킬 수도 있으며 호흡곤란과 부정맥의 형태나 흉통의 모습으로 나타날 수 있다.

급성관상동맥의 장애로 인한 심장질환은 경한 협심증에서 심한 심근경색까지 다양한 모습을 보여 주며 좌심실을 얼마나 침범했느냐에 따라 심장박출부전(pump failure)으로 인한 주요 증후(호흡곤란, 전신 또는 하지부종 등)에서 혈압이 떨어지고 생명에 지장을 줄 수 있는 심인성 쇼크(cardiogenic shock)까지 한가지 질환의 형태가 아닌 증후군의 형태라 급성관상동맥증후군(Acute coronary syndrome, ACS)이라 불린다.

흉 통

흉통이라고 해서 모두 다 관상동맥의 협소나 폐쇄로 오는 것만은 아니다. 대동맥 박리나 폐색전증은 어떤 경우에는 관상동맥의 병에 의한 진행보다 오히려 훨씬 더 빨라서 치명적일 수가 있으므로 항상 염두에 두고 있어야 한다.

흉통에 대한 문진 중 환자가 호소하는 다양한 증상들에서 주요한 핵심 증상을 찾아내어서 주요 질환을 의심하여야 한다. 고령의 당뇨병이나 고혈압을 지병으로 둔 환자 등에서는 초기 내원시에 특별히 증상을 호소하지 않으면서 나중에 나온 결과는 심근경색과 같은 중증인 경우도 있으므로 한 가지 증상이나 한가지 혈액검사, 심전도에 국한해서 보지 말고 숲과 나무를 함께 보는 지혜가 필요하다.

대부분의 장기통증(visceral pain)은 뻐근하고, 속이 아프고, 압박감 등으로 느껴지며 흉 척추신경 T1에서 T6의 광범위한 영역에 걸쳐 오기 때문에, 어느 한 부위에만 통증이 한정되지 않아서 그러한 병변과 통증의 연관성을 알지 못하면 중증 질환을 간과해서 놓칠 수 있으므로 대단히 주의를 요한다.

전형적인 안정형 협심증(stable angina)의 흉통은 5-15분 정도 지속하고 운동을 할 때 나타나다가 휴식을 취하거나 니트로글리세린(Nitroglycerine)을 혀 밑 투여하면 3-5분 이내에 소실된다.

불안정형 협심증(unstable angina)은 이와는 달리 휴식 시에도 일어나고 안정형과 비교하면 통증 기간이 길고, 회복이 어렵다.

급성 심근경색증(acute myocardial infarction)의 경우 흉통은 15-30분 이상 지속되며, 일반적으로 그 강도가 처음 시작시에는 다소 약했다가 점점 강해지는 성격을 띠나, 대동맥 박리(aortic dissection)나 폐색전(pulmonary embolism)의 경우는 시작부터 극히 심한 흉통의 성격을 띠게 된다.

식도의 연하통(odynophagia)이 있는 경우 음식물을 삼킬 때, 앙와위(배와 가슴을 위로하고 반드시 누운)자세나 옆으로 누울 때(몸의 좌측을 밑으로 하고) 통증이 발생할 수 있다. 또한 역류성 식도염이 있는 경우 가슴앓이(heart burn)를 호소하는 환자들이 많다. 식도원인의 흉통을 협심증이나 급성 심근경색 등의 심장원인의 흉통과 구별하기가 그렇게 쉽지 않다. 심근경색이나 불안정형 협심증 환자의 약 1/3에서 주된 호소가 가슴앓이 형태정도의 흉통이었다고 한다.

그래서 심전도 및 심근 효소, 그리고 기타의 여러 증상과 징후를 종합해서 판단하는 감별이 필요하다.

흉부 외곽(thoracic cage)의 근 골격구조에서 발생하는 흉통은 빈도상 가장 많은 것으로 알려지고 있으며 자세의 변화나 호흡에 민감하고, 흉곽 국소부위에 통증이 있을 수 있으며 진찰 시 압통부위를 발견할 수도 있다.(심근 경색에서도 드물게 압통이 관찰되는 경우가 있다) 대부분이 양성의 통증이며 휴식, 안정, 소염진통제 등으로 감기 앓는 기간 정도로 치유가 된다고 보면 된다.

제 2나 3 늑-연골 부위에 오는 염증성 통증은 특히 티체 증후군(Tietze's syndrome)이라 하여 임상이나 주위에서 가끔 볼 수 있다.

그 외에 과호흡으로 전환반응(conversion reaction)이 동반될 때 흉통을 호소하는 경우도 있다.

협심증

1. 안정형 협심증(Angina Pectoris, stable angina)

관상동맥의 협착이 원인이며 90%의 환자에서 흉골 직 하부 통증(retrosternal chest pain)이 간헐적으로 5-15분간 계속하여 오고 목이나 턱, 왼쪽 어깨 및 팔(때로는 양쪽 팔)아래로 방사하며, 안정을 취하거나 니트로글리세린(nitroglycerine)치료로 통증이 소실될 수 있다. 현기증, 두근거림(palpitation), 발한(diaphoresis), 오심, 구토 등이 함께 올 수 있다. 약 반수의 환자에서 최초 심전도(EKG) 소견에서 ST분절의 하강을 볼 수 있다.

개인에 따라 증세의 양상이 다양하게 나타날 수 있고 약 반수의 환자에서는 흉통 없이 심전도에서만 변화가 나타날 수 있다.

2. 이형 협심증 또는 프린츠메탈 협심증(Variant or Printzmetal Angina)

관상 동맥의 연축(spasm)으로 발생되는 것으로 생각되고, 병리검사 결과 이들 환자의 약 1/3에서는 관상 동맥에서 병변이 관찰되지 않았다고 하며, 나머지 2/3에서는 동맥경화증이 발견되었다. 안정 시에 흉통이 발생하기도 하고, 빈맥성 심부정맥(tachyarrhythmia)이나 각 차단(Bundle branch block, BBB), 심방 심실차단(atrioventricular block, AV block)이 동반될 수 있다.

일시적으로 심전도상 ST분절 상승이나 하강이 올 수 있으며 니트로글리세린

(Nitroglycerine, NTG)으로 대부분 통증이 소실된다.

3. 불안정형 협심증(Unstable Angina)

말 그대로 불안정하며 심근경색으로 발전할 수 있는 매우 위험한 종류의 협심증이다. 특히 NTG로 흉통이 소실되지 않는 군이나 안정 중에도 흉통이 계속 있는 환자는 위험한 범주에 속하고, 이들은 발병 후 3개월 이내에 약 20%에서 심근경색으로 진전될 수가 있고, 그래서 협심증과 심근경색의 중간단계로 간주할 수 있다.

불안정형 협심증은 최근 발생한(4-8주 이내) 협심증, 빈도 및 증세가 악화되거나, NTG에 불응하는 협심증, 안정 중에도 통증이 오는 협심증 등에서 의심한다.

협심증의 예방

협심증을 악화시키는 요인들에는 다음과 같은 것들이 있다.

① 고혈압, 흡연, 고지혈증, 당뇨병 등의 위험요소

② 좌심실 부전(left ventricular failure)

③ 부정맥(arrhythmia)

④ 심한운동(strenuous activity)

⑤ 냉온에 갑자기 노출(cold temperature)

⑥ 정서적 자극(emotional exacerbation)

급성 심근경색

급성 관상동맥 증후군(Acute coronary syndrome, ACS)은 심장 근육에 혈액을 공급하는 1)관상동맥의 경화 즉, 그 안에 플라크(plaque)가 형성되어 동맥의 협소, 폐쇄가 발생하여 그에 해당하는 2)심장 근육 세포의 허혈 혹은 괴사(necrosis)가 이루어지고, 이것이 환자에게 3)심근기능의 저하까지 포함하는 여러 가지 임상증상과 징후의 형태로 나타나며 한 환자에서 시기나 상황에 따라 경증에서 중증까지 다양한 형태를 보일 수 있는 연속적인 질병의 과정(process)으로 이해를 하는 것이 좋겠다. 최근의 병태 생리적 연구에 의하면 플라크가 떨어져 나간 자리에 혈액 응고가 이루어져 혈전이 형성되어 폐쇄되는 경우가 많다고 한다.

안정형 협심증(stable angina), 불안정형 협심증, 비 ST상승 경색증(Non-Q파 심근경색증), ST상승 경색증(Q파 심근경색증)은 관상동맥증후군(Acute coronary syndrome)의 개념에서 일련의 점진적 과정으로 여겨지고 있다. 대부분의 경우 관상동맥의 완전한 폐쇄는 6시간 이내에 90%까지 이루어 질 수 있다고 한다.

허혈(ischemia)이란 심장세포로의 혈액공급이 필요한 요구에 못 미치는 것으로 이때 환자는 흉통, 불편감 혹은 전형적인 협심증 증세를 호소하게 되며, 이런 경우 심장근육의 산소요구를 감소(예 : 베타차단제, β-blocker)시키거나 관상동맥의 혈류를 증가(예 : 니트로글리세린, Nitroglycerine)시켜 주는 치료로 이들 증세를 완화할 수 있다.

심근손상(myocardial injury)은 보통 관상동맥의 완전폐쇄로 발생하며, 전형적인 급성 심근경색증의 증세를 동반하고, 심근수축력과 심장 전기전도에 장애가 발생되며, 통증은 허혈에서 보다 심하고, 길어지며 손상된 심근세포로부터 효소들이 혈중으로 방출되어 증가하게 된다. 이때가 심근의 소생을 위해 필요한 치료가 가장 요구되는 순간이며, 만약 재 관류가 신속히 그리고 효과 있게 일어나지 않는다면, 심근세포는 비가역적인 괴사에 이르러 그 기능을 상실하게 된다.

혈전용해제 및 경피적 관상동맥중재술(Percutaneous coronary intervention, PCI)은 이러한 환자들에게 초점을 맞추고 있다.

심근 경색증(Myocardial infarction, MI)이란 심장근육세포의 실제적 괴사를 의미하며, 이때에는 전형적인 흉통의 소견과 함께, CK-MB, troponin 및 myoglobin 등의 심근효소가 상승하여, 심전도에서 비ST상승(Non-Q파 심근경색증)이나 ST상승(Q파 심근경색증)소견을 보일 수 있고 필요한 경우 심장초음파에서 관련 심근 벽의 운동이 정상이하로 감소하거나 사라진 것을 확인할 수 있다.

대동맥 박리(Aortic dissection)

대동맥 박리는 동양인에 특히 많은 질환이다. 그 주 증세가 흉통이라 급성관상동맥증후군과 감별이 어려워 경험이 적은 임상의들에 의해 진단을 간과하여 치명적인 결과를 가져올 수 있다.

일반적으로 갑자기 시작한 흉통은 적어도 급성심근경색(AMI)과 함께 대동맥 박리와 심한 폐색전증과 같은 치사율이 높은 질환을 먼저 감별 진단해야 할 것이다.

대동맥 박리는 약해진 내막(intima)의 파열에 의해 발생되며 혈액이 중막으로 들어가 내막과 외막을 박리시킨다.

1. 원인 인자

1) 고혈압

2) 이첨 대동맥 판막(Bicuspid aortic valve)

3) 대동맥협착(Aortic Coarctation)

4) 임신(Pregnancy) : 40세 이하의 여자 대동맥박리의 약 50%

5) 척주측만증(Scoliosis)

6) 오목가슴(Pectus Excavatum, funnel chest)

7) 외상(Trauma)

8) 대동맥 수술(Aortic Surgery)

선천성 질환인 마르팡증후군(Marfan syndrome)이나 후천성 질환으로 인한 동맥벽의 결체조직 약화에 의해서도 발생 가능하다.

2. 위험도

일단 파열되면, 대부분 외과적으로 치료해야 되고, 치사율이 약 70%에 이른다. 그러나 하행동맥(descending aorta)만 침범한 경우에는 치사율은 10%이며, 상황에 따라서 내과적 혹은 외과적 치료가 사용된다.

3. 주요 증세

1) 갑작스런 흉통 혹은 배부 통증과 고혈압

남자에 월등히 많고(3 : 1), 30-85세에 주로 발생하며, 고혈압 병력이 약 60%에서 나타난다. 75%에서 갑자기 가슴이 찢어지는 듯 심한 흉통이 나타나고 등으로 방사된다.

2) 중추신경, 척추신경, 심장 증세

대동맥 박리는 그 진행에 따라 총경동맥(common carotid artery)이나 관상동맥 그리고 척추동맥(vertebral artery)등의 침범으로 인해서 이에 상응한 뇌졸중 증세, 심장증세, 척수신경증세 등이 최초 소견으로 오는 경우가 약 25%의 환자에서 나타난다.

3) 양쪽 상지의 맥박차이

쇄골하 동맥(Subclavian artery)의 침범으로 양쪽상지맥박의 불균형 소견이 흔히 나타난다.

4) 대퇴동맥 맥박(Femoral pulse)의 소실

대퇴동맥의 맥박이 사라지는 경우는 전체의 약 25%에서 발견된다.

복부 대동맥류(Abdominal aneurysm)

복부 대동맥류는 다른 검사 중 우연히 발견되거나 급성으로 파열된 당시 처음 진단된 경우, 그리고 환자가 이미 알고 있던 동맥류가 더 커지거나 파열이 의심되어 내원하는 경우 등으로 생각해 볼 수 있다. 동맥류의 모양에 따라서 방추형(fusiform)과 주머니모양형(sacciform, saccular form)으로 나눌 수 있고 이중 주머니모양(낭)형은 그 직경이 5cm 이상일 때 특히 위험하며 외과적 치료가 요구된다.

복부 대동맥류는 동맥경화로 인해 시작되며 60세 이상의 연령에서 흔히 나타나고 가장 위험한 합병증은 물론 급성 파열이며, 급격한 복통이나 요통 혹은 배부 통증의 양상으로 나타난다.

가끔 환자가 통증 전후에 실신(syncope)을 동반하는 수가 있다.

실신은 파열로 인한 체내 혈량의 손실에 의한 것으로 소량의 출혈에는 별다른 쇼크 증세 없이 유일하게 통증만을 호소할 수 있다. 동맥류 파열시의 통증은 매우 그 정도가 심하여 복부가 찢어지는 듯 통증을 호소하는 경우가 많다. 복부동맥류의 파열은 남자에서 여자보다 빈도가 높다. 따라서 60세 이상의 남자가 급성 하복부 통증이나 옆구리, 배부(등)의 통증(흔히 신장장애로 오진함)을 호소하며 응급실을 내원하였을 때 제일 먼저 복부 대동맥류의 파열을 의심해야 한다.

복부 대동맥류 파열시 진단의 지체는 환자생명의 손실과 직결된다. 복부 대동맥류 파열을 가끔 신장이나 요로 결석(Urinary tract stone) 환자로 오인하는 수가 있다. 대동맥류나 대동맥박리의 위치가 하필 신장부위 혈관을 침범하여서 환자의 호소하는 증세도 옆구리 통증이거니와 소변 검사에서도 마침 다수의 적혈구가 발견 될 수 있기 때문이다.

복부 대동맥류의 파열은 급성으로 진전하여 이내 출혈성 쇼크를 유발하며 환자의 혈-역동학적 허탈(hemo-dynamic collapse)을 가져와 단시간 내에 사망을 초래할 수 있으므로 신속한 진단과 수술이 유일한 생존의 기회를 가져다 줄 수 있다.

이상의 전형적인 복통과 실신증세 및 연령층을 고려하여 의심하고 즉시 복부 X-선이나 복부 CT로 진단을 하며, 진찰 소견에서 하복부압통이나 맥박이 느껴지는 종괴(mass)의 촉진이 늘 발견되는 것은 아니다.

심부전(Heart failure)

간이 좋지 않으면 간부전(hepatic failure), 신장이 안 좋으면 신부전(Renal failure), 폐가 좋지 않아서 폐의 주어진 기능에 문제가 있으면 급성 호흡부전

(Acute respiratory failure)이라고 하는 것처럼 심장이 제 기능을 하지 못하면 심부전(Heart failure)이라고 한다. 그러면 심장의 주 기능은 무엇인가? 온몸에서 돌아오는 피가 폐를 거치면서 산소화 되고 다시 좌심실에서 대동맥을 거쳐 적절한 심박출량(cardiac output)을 형성해서 온몸의 세포로 보내는 펌프 작용을 하는 것이다. 펌프질을 제대로 하지 못하면 좌심실 뒤에 서 있는 좌심방, 폐, 우심실, 우심방, 팔 다리를 포함한 온 몸에 영향을 주어서(물이 채임) 심부전의 정도에 따라서 각각의 부위에 따른 증상이나 징후를 야기 시키는 것이다.

먼저 평소 심장의 기능에 문제가 없다가 갑자기 기능이 나빠진 경우를 급성 심부전이라고 한다. 심장의 가장 중요한 기능을 폐로 내뿜는 펌프기능 보다 온몸으로 내뿜는 펌프(좌심실)기능이라고 우선적으로 생각할 때 급성심부전을 왼쪽 심장에 갑작스런 장애가 발생하는 경우라고 할 수 있으며, 이럴 경우 폐 내에 수분이 축적되어서 폐부종이 생겨 숨이 차고 심한 경우 기관지, 기관으로 거슬러 올라와 분홍색의 거품 섞인 객담이 입이나 코로 넘쳐 나올 수 있으며, 이때 쯤이면, 저산소증과 쇼크(shock) 상태로 의식이 점점 떨어질 수 까지 있는 아주 위험한 단계라 할 수 있다.

급성심부전은 주요 심한 부정맥(심방세동(atrial fibrillation), 완전방실차단(complete atrioventricular block)의 악화, 평소 가지고 있던 만성심부전이 감당하기에 벅찬 부하(스트레스, 감염 등)의 증가, 심근 경색증의 발현 등이 원인이 될 수 있다.

우측 심장의 갑작스런 부전은 우심실에서 나가는 통로인 폐동맥에서 폐까지의 경로가 막히는 원인(혈전)으로 발생가능하다. 이른 바 폐색전증을 일으킬 수 있는 하지부위의 심부 정맥혈전이나, 대퇴골과 같은 큰 뼈의 수술, 분만, 움직임이 적은 장거리 여행 등이 주요 위험 인자가 될 수 있다.

그러면 급성심부전의 원인이 될 수 있는 만성 심부전에 대해서 알아보자. 사람은 누구나 나이가 들면서 결국 심장의 기능이 떨어지게 된다. 65세 이상의 연령 10명중의 한명에서 심부전이 있다고 할 수 있다. 그 정도와 속도는 개인에 따라 다를 것이다. 어느 정도의 나이에 이르게 되면 결국 점점 팔, 다리가 붓고, 폐에 물이 차서 평상시 보다 조금 많이 움직이면 숨이 차고, 피로감과 전신쇄약이 자주 오게 되는 이러한 것이 간, 폐, 신장보다는 심장의 기능이 점점 떨어져서 오게 되는 만성 심부전이 원인일 가능성이 높다.

팔, 다리가 붓는 증세만 우월하고 호흡곤란이나 청진에서 거품소리(crackle, rale) 등이 들리지 않으면 오른쪽의 심부전이 우세(Right heart failure)할 것이고, 왼쪽의 심부전이 우세(Left heart failure)하면 폐부종(pulmonary edema)이 먼저 나타날 것이며, 조기에 제대로 치료가 이루어 지지 않으면, 왼쪽에 이어서 오른쪽도 바로 영향을 받아서 상기 증상과 징후들이 모두 나타날 것이고 이를 울혈성심부전(Congestive heart failure)이라고 한다. 만성고혈압, 관상동맥질환, 빈혈, 갑상선기능항진증 등이 만성심부전의 발현에 영향을 줄 수 있다.

좌심실기능부전이 있기는 하나 얼마간 동안에는 박출량(cardiac output)의 저하에 따른 혈압감소, 쇼크증세, 저산소증, 전신피로 등의 소견이 나타나지 않는 이유는 신경호르몬(neurohormone)에 의한 효과로 알려져 있다. 심박출량이 떨어지면, 대동맥궁(aortic arch)과 경동맥동(carotid sinus)에 있는 압력수용기(baroreceptor)에 의해서 뇌의 시상하부 후엽과 교감신경(sympathetic nerve)을 자극하여 항이뇨호르몬(Antidiuretic hormone, ADH)의 분비와 레닌-엔지오텐신-알도스테론계통(renin-angiotensine-aldosterone system)의 활성화가 이루어지고, 이에 따라 염분과 수분이 보존되고 말초혈관의 수축이 오면서 혈압과 함께 혈관 내 유효한 용적(volume)이 유지가 되면서 조직관류(tissue perfusion)가 정상적으로 이루어지게 되고 저 심박출량(low cardiac output)에 대한 보상이 당분간 이루어진다. 하지만 심부전에 대한 근본 원인치료가 이루어지지 않는다면, 이러한 보상적인 염분과 수분의 증가마저 좌심실에 대한 부하(burden, stress)로 되어 심부전을 더욱 더 악화시킬 수 있다.

급성 심부전과 감별해야 할 질환들에는 물이 차는 질환, 즉, 크게는 폐에 물이 차는 비 심인성 폐부종(Non cardiogenic pulmonary edema, Acute respiratory distress syndrome, ARDS), 온몸과 함께 심하면 폐에도 물이 차는 신부전(Renal failure)에 의한 경우가 있을 수 있다.

실제로 응급실에서 호흡곤란으로 내원하는 많은 환자들에게 병력과 혈액검사 그리고 흉부 X선 촬영을 시행한 후에 조차도 그 원인이 폐로 인한 것인지 아니면 심장에 의한 것인지 감별이 쉽지 않다. 양쪽에 비슷한 증상들이 상당히 중첩되어 나타나며 더욱이 고령의 환자에서는 양쪽(폐와 심장)의 지분을 어느 정도씩 함께 갖고 있는 경우가 많다. 뇌나트륨이뇨펩티드(Brain natriuretic peptide, BNP)가 용적과부하(volume overload)상태에서 말 그대로 나트륨과 수액의 이뇨를 촉진시키며, 이는 심근세포(cardiac myocyte)에서 전구 BNP(proBNP)상태로 분비되어서 NT-proBNP(비활성)와 BNP(활성)로 분리된다. BNP의 수치가 높을 수록 심부전의 진단 가능성이 높아지며, 치료반응에 대한 평가와 예후판정에도 도움이 된다고 한다. 반대로 BNP나 NT-proBNP가 낮게 측정이 된다면 호흡곤란의 원인으로 심장 쪽의 문제를 어느 정도 배제할 수 있다.

복 통

요즘은 많은 사람들의 의학지식이 상당수에 이르러서 흔한 질환들에 대해서는 일반 상식 수준이상으로 알고 있는 분들이 많다.

일반적으로 예전부터 맹장염으로 알고 있는 충수돌기염이, 처음부터 그 장기가 놓여 있는 우측 하복부가 아픈 것이 아니라는 것을 많은 분들이 안다.

통증이라는 것이 손, 발, 배가 문제가 되면 그 부위를 지배하는 뇌가 아프다고 인식을 하듯이, 환자가 통증을 느끼는 복부의 피부 바깥에서 아프다고 느껴지는 부위가 배꼽주위나 배꼽의 윗부분, 즉 상복부 부근인데도 불구하고 정작 나중에 알아본즉, 탈이 난 곳은 우측 아래의 충수돌기에 염증이 생겼다거나 아니면 전혀 뜻밖의 심근경색으로 결론되어 지는 수가 흔히 있다.

이것을 심지어 배울 때는 그렇게 배워 놓고 눈앞의 환자를 진찰할 때면 긴장하거나, 아니면, 아니겠지 하여 초보 의사가 간과하여 문제의 병은 망각하고 단순히 내버려 둬도 좀 고생은 하겠지만 크게 문제가 생기지 않는 흔하디 흔한 위, 장염으로 처방 후 집으로 보내져서 며칠 뒤 중대한 문제가 생긴 것을 그 제서야 알게 되는 경우가 가끔 있다.

내장성 통증과 벽측 통증이라는 것이 있다. 자세한 것은 전문가들도 여러 번 들어봐도 좀 깊이 생각해야 또 다시 이해가 되는 것들이라 일반인들에게 설명하기가 쉽지 않다. 충수돌기염이 초기에 배꼽주위가 아픈 것은 내장성통증 때문이고 하루 이틀, 나아가서 며칠 뒤에 우측 하복부에 충수돌기가 위치한 곳 자체에 통증이 나타나는 것은 바로 벽측 통증이라고 생각하면 된다. 따라서 배꼽부위가 아프다고 해서 꼭 그 쪽 위치에 있는 장기들, 위, 십이지장 등만 염두에 두면 안 된다. 어린이들이 너 어디가 아프냐? 하고 물으면 모두 배꼽 부위를 가리키는 경향이 있다. 물론 나도 어릴 때 그렇게 했던 것 같은 데, 왜 그랬는지 기억이 잘 나지는 않지만 애들이 어른 보다 솔직하다고 믿는다면, 애들은 정말 어른보다는 이른 시기에 아프면 아프다고 하는 이유를 알만하다.(성인은 조금은 참아보고 견뎌보고 기다려 본다는 말)

저자가 시골에서 초등학교 2학년을 보낼 때 쯤, 당시에 동네에 자그마한 약국 하나 이외에 병원이라고는 가까운 거리에 있지 않아서 배가 웬만큼 아프지 않으면 자가 치료, 즉 어디가 찢어져 넘어져서 피가 나와도 집에서 이것, 저것 바르고, 붙이고 하면 끝이다. 그래서 인가? 나이가 들면서 옛날 꿰매지 못한 상처가 이제야 흉터로 드러나고 있다. 당시 배가 아프면 언제든지 등장하는 제품이 있었는데, 바로 까스명수이다. 그리고 무슨 이유인지 우리 집에서는 부모님께서 배가 아프다 하면 간혹 한 번씩은 나에게 박카스를 주셨던가 보다. 어느 날 아침이었다. 학교에 도착해서 교실에 앉아 있다가 얼마 안 되어서 아침부터 박카스가 갑자기 먹고 싶어졌다. 아침 조회가 끝나고 복도에서 담임선생님이 옆 반 선생님이랑 얘기를 나누고 있던 찰나에, 별 희한하게 그 순간에 나도 모르게 배를 갑자기 움켜잡고 나가서 배가 아파서 집에 가서 박카스를 먹어야 한다고(?) 선생님이 한 번 쳐다보시더니 그래 집에 가봐라 해서 좋아라 하며 집에 갔던 기억이 난다. 그 덕택에 가장 중요한 그 시절 개근상을 타지 못했다. 어떨 때 아이들이 아프다고 하는 배는 육체와 함께 그 마음까지도 함께 읽어 주어야겠다.

충수돌기염과 같이 어느 정도 시간이 지난 후에 그 부위가 아픈 경우도 있지만, 다른 대부분 질환들은 처음부터 그 부위에 통증이 오는 것이 다수이다.

일반적으로 담낭이나 담도, 간에 문제가 있으면 우상복부에 통증이 생기고 췌장이나 비장, 좌측 신장에 결석 등이 있으면 좌상복부가 아프며, 물론 우측 신장에 결석이 있으면 우측이 아플 것이다. 그리고 난소의 물혹이 커져서 꼬이거나 하면 그 부위, 즉 우하복부나 좌하복부에 통증이 있을 것이다.

대부분의 복통의 원인들이 뱃속의 장기자체 문제에 기인한 것이지만, 예외들이 있을 수 있다.

당뇨병이 있는 사람들이 케톤산증이 와서 복통을 호소하는 등의 대사성원인들, 그리고 대상포진에 의한 감염성 원인들이 있을 수 있다.

연세가 많으신 분들은 젊은 사람들 보다 통증에 둔감한 경우가 흔히 있으며,

병의 경과 또한 보통과 다를 수 있다. 따라서 매우 신중한 접근이 필요하다. 복통을 호소하는 고령의 환자들은 젊은 의료진들과 질환에 대한 병력청취를 할 때 대화에 다소 애로사항이 있을 수 있다. 지금 현재 병과 관련이 없을 법한 많은 불평, 불만 그리고 비 특이적인 증상 호소를, 자주 접해 보지 못한 의료진들은 어쩔 줄을 몰라 당황하는 경우를 많이 본다. 그렇지만 그러한 상황에서도 어느 정도의 규칙을 발견할 수 있고 몇 가지 질환들을 늘 염두에 두면 크게 심각한 문제는 피해갈 수 있다. 고령에서는 일반 성인들에 비해서 혈관내의 적은 탈수 소견에도 민감한 반응을 보일 수 있으며 그로 인해 의식변화까지 올 수 있다.

수면제 몇 알과 소주 1-2잔으로도 2-3일간 혼수에 빠져 버린 경우를 여러 번 경험했다. 뱃속에 염증이 있는 데도 불구하고 백혈구 또는 체온의 증가가 없을 수 있고 병이 많이 심각한 데 반하여 그렇게 보이지 않을 수도 있다.

복통이 있는 고령의 환자들에서는 복부대동맥류, 장간막허혈, 심근경색 등의 혈관성 원인들을 염두에 두고 진찰을 해야 되며 환자 발생초기에 심전도 촬영과 복부 CT 촬영 등이 필요하고, 그것이 큰 도움이 될 수 있다는 것을 숙지하고 있어야 하겠다.

급성복통에서 반드시 배제하여야 할 질환으로

① 40세 이상 연령층에서 급격한 상복부의 통증이 생긴 경우 급성심근경색증, 대동맥 박리 등을 생각하여야 하고,

② 노인층에서 급격한 배꼽 주위 혹은 옆구리 통증이 발생한 경우 대동맥파열을 의심하여야 하며

③ 가임기연령 여자에서 급격한 하복부에 통증이 생긴 경우 자궁외 임신(ectopic pregnancy) 파열의 가능성을 염두에 두어야 한다.

④ 노인층에서 복부중앙에 확산성의 통증과 심장부정맥 등 심장질환의 과거 병

력이 의심된다면 급성 장간막동맥(mesenteric artery) 폐쇄를 의심하고,

⑤ 성인층에서 급성 상복부 통증과 함께 복부의 근육이 뻣뻣하게 경직이 오고 반발 통증이 느껴지면 급성위궤양 천공을 의심해 봐야 한다.

요로결석

젊은 남성이 왼쪽 옆구리 통증을 호소하며 양손으로 아픈 쪽을 움켜 지면서 몸을 앞쪽, 왼쪽으로 조금 굽히고 이마에는 땀이 송글송글 맺힌 채 인상을 약간 찌푸리면서 응급실에 들어온다면 거의 영락없는 요로결석, 정확한 용어로 요로결석증(Urolithiasis)이 매우 의심된다고 할 수 있다.

우선 요로결석은 남자에서 여자보다 3배 이상 많이 생기며, 30-40대의 젊은 연령층에서 호발 한다고 보고된다. 왼쪽 배는 오른쪽 보다 생각해야 할 주요 응급질환들이 그렇게 많지 않다. 반면에 오른쪽에는 간농양, 간염, 담낭염, 담석, 담도염, 신우신염 등이 우상복부에 급성으로 복통을 유발 할 수 있고, 우측 아래에는 충수돌기염의 존재 여부가 가장 신경 쓰이며, 더구나 여자 환자인 경우는 난소, 난관의 이상들과 함께, 골반염의 유무까지 생각해야 할 정도로 남자보다 생각해야 할 질환들이 상당히 많다. 그러나 이렇게 나열한 질환들은 주요 혈액검사(염증반응수치, 간기능 검사, 빌리루빈수치 등)에서 각 질환마다의 특징적인 이상소견을 보여주며, 합병증(주로 감염)이 없는 단순 요로결석과는 쉽게 감별이 될 수 있다.

통증의 발현 양상이 사전에 예기되는 전조증상이 없이 아주 급작스럽게 발생하며, 통증을 호소하는 정도가 결석의 위치나 크기에 따라서 다소 차이는 나

겠지만 대부분이 너무나 강렬하다. 간혹 매우 드물지만 요로결석환자를 빙자하여 마약성 진통제의 주사를 원하는 분들이 있다. 두 부류(진성, 가성)의 환자들을 유심히 보면 약간의 차이가 남을 알 수 있다.

진성 요로결석 환자들은 주위의 의료진이 있고 없음에 관계없이 끙끙 신음을 내며 통증에 집중하는 양상을 보이고, 그와 반대로 가성(약을 요구하는)의 환자들은 쳐다보는 눈이 뭔가 애절해 보이고 의료진의 동선을 바라보면서 통증의 호소 패턴이 달라지는 것을 느낄 수 있다.

하지만 이것은 어디까지나 저자의 주관적인 느낌일 수 있으므로, 반드시 소변검사, 영상검사 등을 해서 결석의 존재와 위치를 확인 하여야 한다.

예전 중소병원 응급실에 근무를 할 때 병원 앞 횡단보도를 건너시던 어떤 아저씨 한 분이 아픈 것을 참지 못하고 그만 주저 앉으면서 엎드려 기다시피 해서 응급실을 방문하신 적이 있다. 그 정도까지 돌발적인 통증을 느끼는 질환은 요로결석 외에는 거의 없다. 그렇게 아픈 데에도 불구하고 합병증이 없는 요로결석 단독의 환자들은 입원치료를 필요로 하는 경우는 거의 없다.

치료 뿐만 아니라 예방에서도 적절한 수분공급을 해 주라는 말은, 반대로 탈수를 조장하는 상황들에서 결석이 많이 생길 수도 있다는 것이다. 즉, 고산지대나 사막 등의 건조한 기후에 사는 사람들, 그리고 더운 지방 또는 한여름의 땀을 많이 흘리는 여건에서 결석이 생길 여지가 많다.

원인이야 어찌되었던, 여하튼 간에 환자에게서 문제는 박힌 돌(결석)을 빼는 문제와 그간의 통증의 해결이 관건이 되겠다. 환자가 통증을 견디는 인내력(?)은 제 각각이다. 주위의 동료 의료인 당사자들도 본인의 결석에 대해서 대응하는 방식이 제각기임을 보아온다. 예전에 어떤 선배 한 분은 요로결석 진단을 받은 후 그날 저녁 회식을 가서는 맥주를 수천 cc 를 먹은 후(술로 인한 통증감소와 맥주로 인한 소변량의 일시적 증가 효과)에 화장실에서 소변을 보다가 얼큰하게 취한 상태에서 갑자기 유레카(?)를 외치는 그 현장에 같이 있었던 장면이 떠오른다.

요즘은 맥주를 포함한 술을 먹으라고 권유하지는 않는다. 돌(결석) 하나를 빼내기 위해서 술로 인한 다양한 부작용, 다음날의 힘든 숙취해소 과정 등 의사로써 공식적으로 권유할 것은 아니며, 진통제, 수분공급, 알파차단제, 체외충격파 쇄석술 등의 객관적인 밝혀진 치료 수순을 밟는 것이 원칙이다.

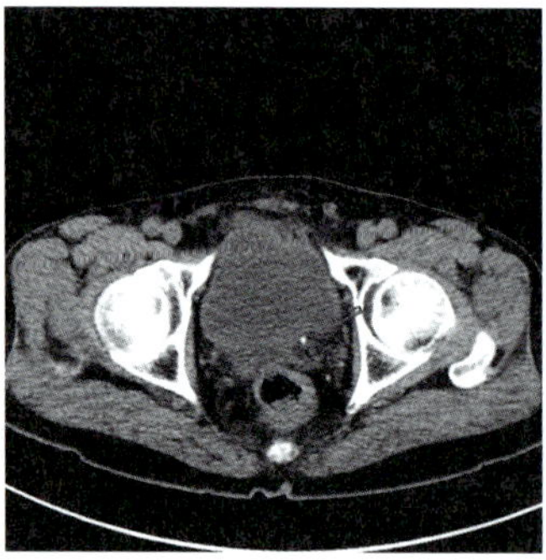

사진 3) 요관에서 방광으로 들어가는 입구에서 발견된 요로결석(CT 사진)

어지러움(Dizziness)

대학병원 응급실 정도면 하루에도 최소 수명 이상은 어지러움을 호소하며 응급실을 찾는 분들을 쉽게 볼 수 있다. 진단이 비교적 쉬워 보이면서도 한편으로는 병력과 증상, 징후만으로 의심은 가지만 정확하게 확진을 내리기가 어려울 수도 있다. 신경과와 이비인후과의 협진이 필요하며 심장내과의 문제일 수도 있다.

사실 정확한 진단은 아니더라도 머릿속 깊숙한 곳에서 온 뇌질환, 주로 소뇌 부위나 뇌간 부위의 병변(출혈이나, 허혈)인지, 아니면 귀안의 달팽이관 등의 내이 구조물들에 의한 문제일지 어느 정도 파악 하는 것이 그렇게 어렵지는 않다. 전자를 중추성이라 하고 후자를 말초성이라고 일컫는다. 어지러움 자체와 그에 따른 구토 증세 등은 말초성이 중추성보다 훨씬 심해 보일 때가 많다. 말초성 원인의 어지러움이 첫 경험이라면 환자 본인이나 그 가족들은 이미 응급실에 가기 전에, 아마도 응급실에 가게 되면 입원하게 될 거야 라는 느낌이 들 정도로 그 증세가 강렬하다.

그렇지만 말초성은 몇 가지 검사와 치료 후 나아질 때는 언제 그랬냐는 듯이 완전히 깔끔하게 나아져 퇴원 조치되는 경우가 대부분이다.

그에 반해서 중추성은 그 증세가 강렬해 보이지는 않지만, 쫌 걱정스러운 증세들이 대부분이다. 한쪽 수족이 마비가 오거나 시야가 두 개로 보이기도 하고 발음이 어둔해 지기도 한다. 이런 경우 CT나 MRI를 반드시 확인해서 진단 및 치료를 받아야 하는 데, 증상 발현 후 다행히도 일찍 내원 했다면 급히 혈전 약물치료나 중재 시술 등을 받을 수 있다.

문제는 나타나는 증세는 말초성으로 보이는 일부의 환자들에서 중추성의 가능성이 있는 경우가 가끔 있으므로 주의해야 하며 필요시 CT, MRI 촬영을 시행해서 배제하는 것이 좋겠다.

또한 어지러움의 원인이 보통 사람들이 많이 언급하는 빈혈로 인한 것일 수도 있다. 빈혈을 일으킬 만한 위장관계 출혈이나 수술 병력 등을 알아보고 기본 혈액검사 정도는 시행을 하는 것이 좋겠다.

간혹 이학적 검사 상 특별한 이상소견을 보이지 않고 혈액이나 영상검사소견에서도 별 이상소견을 보이지 않지만 가만히 병력을 들어보면 최근 여러 가지 스트레스에 의해서, 화병이나 우울증 때문에 어지럽다고 호소하는 분들이 있으므로 이것 또한 염두에 두고 있어야 한다.

현훈(Vertigo)

일반적으로 넓게는 상기의 '어지러움'의 범주 안에 포함된다고 생각하면 되겠다. 어지러움(dizziness)이란 말이 여러 가지 뜻(빙빙 돈다. 기운이 없다. 현기증이 난다. 등)을 포함하는 다소 비 특이적인 용어라면 현훈(vertigo)은 내가 돌던, 주위가 돌던 '빙빙 돈다.'라는 특정한 뜻의 의미를 내포하고 있다. 호소하는 증상이므로 주관적이며, 의료진은 어지럽다고 할 때 눈을 뜨게 해서 눈동자의 움직임을 살펴보면 좌우로, 또는 상하로 빠르게 움직이는 안구진탕(nystagmus)을 관찰할 때가 있다. 놀이기구를 타고난 후, 야외에서 코끼리 코 잡고 돌기 등의 게임을 할 때 보이는 정상적인 생리반응에서부터 빈혈(anemia), 바이러스 감염, 우울증 등에서도 현훈 유사 증세를 보일 수 있다.

언젠가 뉴질랜드에 있는 남반구에서 가장 높은 전망대라는 곳을 올라 가 보았는데, 전망대가 동그랗게 한 바퀴 돌면서 바깥 전경을 볼 수 있도록 되어 있으면서, 또한 바닥이 투명한 강화유리(?)로 되어 있어서 그 높은 곳에서 저 밑의 지상이 보이도록 해 놓았고 그 위로 밟고 걸을 수 있도록 해 놓았다. 그 위를 밟고 한 바퀴를 돌려면 약간의 용기가 필요하다. 그 전망대의 이름이 바로 'Vertigo' 이었다.

진정한 의미의 현훈(진성 현훈, true vertigo)이란 입체적으로 몸이 비정상적으로 움직임을 느끼는 것을 말하며, 자기 자신이 빙빙 돌거나(subjective vertigo), 바깥 환경이 빙빙 도는(objective vertigo) 느낌으로 나타날 수 있다. 그러나 이들 간에 특별한 임상적인 의미의 차이는 없다.

진성현훈(true vertigo)일 때 우리는 병력이나 검진소견 등을 함께 보아 이것이 중추성 원인인가(central cause) 말초성 원인(peripheral cause)인가에 따라 임상적인 접근을 한다. 일반적으로 말초성이 그 빈도가 많고 주로 양성이며 증세가 심하고, 그에 따른 환자의 고통도 심하며, 급성 발생이 대부분이다. 반면에 중추신경성의 현훈은 다소 점진적으로 발병하며 두개신경(cranial nerve) 및 기타 국소적 신경장애를 동반하는 것이 특징이며 진단이 늦어지거나 간과 하게 되면 환자의 예후에 영향을 줄 수 있으므로 주의를 요해서 중추성의 원인을 배제하는 것이 중요하다.

넘어졌어요

정상적인 날씨임에도 불구하고 넘어지거나 미끄러져서 응급실을 찾는 경우는 젊은 사람들에게는 흔히 있는 일은 아니다. 주로 이런 일은 고령에서 주로 발생한다.

이때 넘어진, 미끄러진 장소가 목욕탕인지, 거실인지, 아니면 바깥인지, 그 당시에 무엇을 하던 중이었는지, 예를 들면 일어나면서, 아니면 용변을 보다가, 또는 별 특별한 일 없이 등 상황에 따라서 여러 가지를 의심해 볼 수 있다.

외부의 어떤 요인에 의해 당한 외상은 현재 나타난 눈에 보이는 결과만 해소해 주면 되지만 문제는 환자 본인에 의해 기인한 것, 즉 어지러워서, 가슴이 아파서, 머리가 아픈 후 등의 기질적인 또는 환자의 기능적인 문제에 이상이 있는지 확인 해 보는 것이 중요하다. 뇌로 가는 여러 혈관중의 하나가 일시적으로 막히거나, 아니면 혈관이 터져 출혈이 생기거나, 뇌로 가는 혈류량이 어떤 원인에 의해서 순간적으로 평소보다 줄어들거나 하면 잠시 어지럽다가 바닥으로 쓰러질 수가 있으며, 뇌의 심각한 소견이 CT나 MRI상에 나타날 수도 있지만 상당수에서는 거의 특별한 소견을 보이지 않는 경우가 많다. 머리 이외의 복부나 흉부를 포함해서 몸 어딘가에 출혈이 있다면 쇼크로 쓰러질 수도 있다. 이 경우는 발생이전에 이미 출혈로 인한 다른 증상이나 징후가 있을 수 있기 때문에 일찍 인지가 될 가능성이 높다. 하지만 요즘과 같이 혼자서 많이 지내는 독거노인들에서는 정보획득에 제약이 따르므로 여러 가지를 염두에 두고 진료에 임해야 한다.

심근경색이나 부정맥 등으로 인해서 심장에서 내뿜어 주는 혈액량이 평소보다 감소하게 되면 또한, 쓰러지는 원인이 될 수도 있다. 이런 형태는 비교적 드물지만 가장 중한 상황이다.

고령에서는 쓰러진 원인도 그러하지만 일단 넘어진 후의 외상의 결과도 만만치 않다. 여기에서 할아버지와 할머니간의 약간의 차이를 보이는 경향을 발견한다. 넘어진 후의 결과로써 대퇴 경부근방의 골절이나 손목골절 같은 것은 주로 할머니들에서 많이 발견이 되는 데, 아마도 골다공증의 영향이 클 것으로 보이고, 평소의 흡연이나 고혈압, 식습관, 비만 등의 생활습관의 영향을 주로 받는 심근경색이나 뇌경색과 같은 심혈관성 질환들은 할아버지들 쪽에서 더 흔해 보인다.

요 통

인간이 직립보행을 하게 되면서, 아니 창조론 적으로 보면 처음부터 직립이었을 지도 모르겠다. 아무튼 손을 자유자재로 사용하고 도구를 사용하면서 지능이 함께 발달하는 등, 동물세계에서 벗어나 오늘날의 인간의 문명을 이룬 것은 아마도 직립보행으로 인한 가장 큰 수혜가 아닐 까 생각한다.

하지만 하나의 골치 또는 허리 아픈 유일한 단점(?) 하나가 바로 요통과 관련된 주요 질환들의 원인 인자이라는 것이다. 다시 말해서 네발로 걷는 짐승들은 몸의 무게가 네 발로 균등하게 배분이 되어 척추에 미치는 영향이 적은 데 반해서 인간은 상당한 무게를 뒤쪽 척추에서 어정쩡하게 받쳐주고 있으며, 거기다가 무거운 머리까지 지탱해야 하고 비만하거나 앞으로 구부리는 자세, 무거운 것을 드는 행위, 높은 베개를 베는 경우 등, 네발 동물의 척추와 달리 상당히 혹사당하고 있다. 개인의원과 중소병원 응급실을 모두 포함하여 가장 많은 환자 군이 요통과 관련된 질환이라는 얘기가 크게 틀리지는 않아 보인다.

간혹 지구상에 '세상에 이런 일이'에 나올 정도의 토픽으로 일상생활을 네발로 지내는 사람을 본 적이 있는 데, 허리 하나의 안위를 위해서 그렇게 까지 할 필요야, 그건 너무 없어 보인다. 디스크는 좋아 지되 손목, 발목관절에 문제가 발생할 가능성이 농후하다.

흔히 문제가 되는 질환으로는 탈출추간판(herniated disc)과 척주관협착증(spinal stenosis)이 대표적이다.

탈출추간판은 제 4-5요추나 제 5요추-제 1천추사이의 디스크가 탈출되는 경우가 많으며, 이로 인한 증세들이 주로 삐져나간 방향(왼쪽이나 오른쪽)의

무릎 이하의 감각이나 운동에 영향을 주어서 앞발가락으로 미는 힘(뒤꿈치를 드는 힘)이 없다든지, 계단을 오르락내리락하는데 불편하다든지, 걸어가는 데 절뚝거린다든지(발병 초기, 나중에는 다른 근육의 보상이나 재활로 정상적으로 보임)하는 증세가 있으면 의심할 수 있다.

척주관협착증은 척주관(spinal canal, vertebral canal)이나 척추사이구멍(intervertebral foramen)이 좁아져서 발생한 증후를 일컬으며 탈출추간판의 주요 증세는 허리를 곧게 펴고 걸어 다니면 증세가 호전되고 바닥에 앉거나 의자에 오래 앉아 있으면 악화되는 경향이 있는 반면에, 걷거나 허리를 펴는 동작에서 증상이 발현될 수 있으며, 허리를 굽히거나 의자에 앉으면(좁아진 구멍이 일시적으로 다소 넓어져서) 증상이 감소하거나 사라지는 경우가 많아서 구분이 될 수 있으나 영상검사(CT나 MRI)로 반드시 확진을 받아야 하겠다.

요통의 다른 내과적인 원인들과 중증의 질환들을 늘 함께 생각해야 한다. 급성 신우신염, 대상포진, 복부대동맥류, 대동맥박리 등이 요통을 일으킬 수 있으며, 일반적인 디스크 종류에 의한 요통으로 간과하게 될 경우 진단의 지연, 적절한 약제의 불투여, 이로 인한 병의 경과가 패혈증(sepsis), 쇼크(shock) 상태로 이어져서 돌이킬 수 없는 사태가 발생할 수 있으므로 조심해야 한다.

일반적인 많은 요통환자들은 대부분이 외상이나 비 외상에 관계없이 요추 긴장이나 염좌(lumbar strain or sprain)에 의한 경우가 대부분이다. 이런 경우 특별히 신경학적인 이상증세를 나타내지 않으며, 영상검사에서 또한 사고(accident)나 이번 요통의 원인과 관련된 특이 소견을 보이지 않는다. 치료는 일반적인 대증치료로 안정과 자세이완(급성기에는 몸을 굽히지 않도록), 바른 자세로 걷기, 환자에게 적합한 진통제(아세트아미노펜, 케토롤락(ketorolac)과 이부프로펜(ibuprofen) 등의 비스테로이드항염증제(NSAID), 마약성진통제 등)의 선택, 적당한 물리치료 등으로 대부분 별 후유증 없이 치유된다.

대상포진(herpes zoster)

요즘은 전국적으로 워낙 흔하고 널리 알려져서 진단명이 매우 익숙할 것이다. 저자와 아주 가까운 한 분이 하필이면 가슴 한쪽에 대상포진이 생겼는데, 초기에 말씀 하시지 않고 피부병변이 많이 진전되어 형태가 변형이 된 후 약물치료도 늦어져서 대상포진후신경통(postherpetic neuralgia)이 되어버려 엄청 고생을 하셨던 기억이 난다. 초기에는 아마도 조금 부끄럽기도 하지만 괜찮겠지 하는 마음에 보여주지 않았고, 나중에 신경통이 되어 버려서는 너무나도 통증이 심해서 부끄러운 것은 이미 초월하고, 그때서야 보여주시는 것이 초기 병의 진행 과정의 다소 애매함(?)과 후유증으로 인한 통증의 강도가 얼마나 심한지를 대변해 주지 않나 생각한다.

대상포진은 머리, 얼굴, 가슴, 배, 등, 엉덩이, 다리까지 어디든지 생길 수 있다고 한다. 거의 한 번씩은 모든 부위를 경험해 본 것 같은 데, 그 중에서 주로 얼굴부위(눈, 귀, 이마를 포함한 삼차신경 분포부위)와 가슴, 복부 쪽이 많았으며 다리 쪽은 드물게 나타나서 한 번씩 다른 질환을 의심해 본다. 피부병변이 완전히 진단 될 정도로 발진, 수포, 가피(eschar) 등이 배합되어서 몸의 한쪽에 띠 모양의 수평으로, 한 군데의 피부분절에만 나타난다면 진단이 딱히 어렵지 않다.

그러나 발진이 나타나기 전의 초기에 가려움이나 감각 이상 또는 통증만 있는 시기라면, 대상포진으로 갈 수는 있다고 얘기해 줄 수는 있지만, 다른 생각할 질환들이 또한 너무나 많다. 특히 가슴부위의 통증을 호소하고 오는 경우에는 협심증을 의심하고 모든 관련 검사를 시행하여 배제하여야 한다. 그리고 며칠 후 심장내과 외래에 내원했을 때, 여전히 통증과 함께 새로이 발진이나 수포가 이제야 눈에 띄어 나타날 수 있는 것이다.

영어로 Varicella-zoster virus(VZV)를 수두대상포진 바이러스라고 한다. VZV가 수두와 대상포진의 두 질환을 모두 일으키는 원인 바이러스라는 말이다. 처음 감염(주로 오래 전 어린이 때)은 수두이고, 수십 년간 신경절(nerve ganglion)에 잠복되어 있다가(비활성) 성인이 되어 스트레스나 면역저하 상태(AIDS, 항암제 치료 환자 등)에서 재발(재활성) 되어서 대상포진의 형태로 나타나는 것이다.

그러면 각 개인의 대상포진의 원인이 된 수십 년 전의 수두였을 때를 한번 살펴보자. 수두는 거의 대부분 소아에서 발생을 하고, 전염력이 매우 강하여 환자의 타액이나 비말 감염(droplet infection), 그리고 직접 접촉으로 급속한 유행을 일으키며, 감수성이 있는 소아(면역기능이 저하)는 쉽게 전염이 가능하다.

계절적으로는 가을과 겨울철에 호발 한다고 한다. 수두의 잠복기는 10-21일이며, 감염초기에 2-3일간 고열이 나타나고, 수두의 특징적인 수포는 피부표면의 반점, 구진, 수포, 농포, 가피 등의 순서로 나타나며 한 부위에서 여러 형태의 발진을 동시에 볼 수도 있다. 수포의 진행은 가슴과 배 등의 몸통에서 먼저 시작되고 얼굴, 어깨, 그리고 사지로 퍼져 나간다.

이렇듯이 수두와 대상포진의 같은 바이러스의 특징이, 발진에 앞서서 열(수두)이나 통증(대상포진)이 있다는 것과 수포, 가피의 과정을 거치면서 동시에 여러 형태의 발진을 보일 수 있는 점, 진단이 되기 전 잠복기 등의 시기가 있는 점이 비슷하며, 소아의 수두와 달리 성인의 대상포진은 한 신경절(nerve ganglion)의 피부 분포에만 나타나고, 마지막으로, 대상포진후신경통(postherpetic neuralgia)으로 귀결될 수 있다는 것이 흥미롭다.

어릴 때 이미 수두를 앓고 있는 환자들로부터의 전염예방 및 격리조치가 어른들(부모, 어린이집, 유치원, 초등학교 선생님 등)의 관심으로 적극적으로 이루어 져야지만, 나중에 또한 그 아이들이 자라서 어른이 되었을 때 언제 어디서 수두를 앓았는지 기억도 나지 않은 채로(응급실의 초진단계에서 물어보면 모두 잘 모름) 통증에 얼굴을 찡그리며 대상포진이 되어서 나타나는 경우가 많이 줄어들지 않을까 기대해 본다.

엉뚱한 것을 삼킨 경우

대부분의 경우에는 큰 문제를 남기지 않고 해결되며 간혹 소수에서 생명에 위험을 초래하는 상황을 경험한다.

80% 이상이 별 생각 없이 입에 무언가를 넣는 소아들에 의한 경우이며, 그 외 치아가 없거나 치아의 저작기능이 떨어진 노년층에서, 그리고 죄수나 정신과 환자들의 식도나 위속에서 특이한 것(손목시계 몸통, 깨진 안경알 조각 등)이 발견되기도 한다.

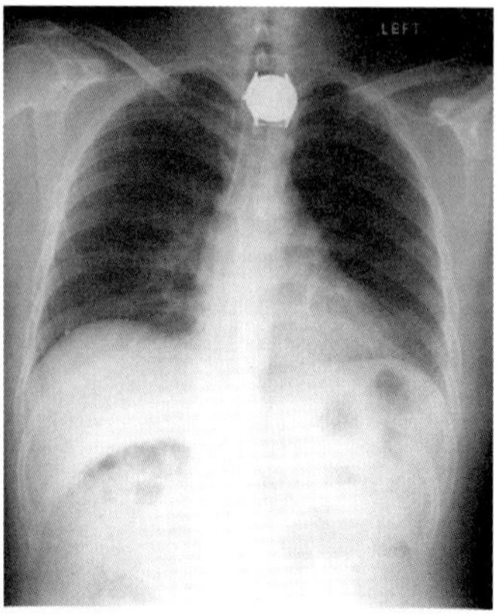

사진 4) 손목시계 몸통이 식도에 걸려 있는 경우

40대의 남자가 응급실에 내원하기 전날에 해물을 먹은 후 급성복통을 호소하였는데 내시경을 실시하니 끊어진 철사 하나가 위의 전정부위(antrum)에 꽂혀 있는 것을 발견하기도 했다. 다행히 천공은 발생하지 않았다.

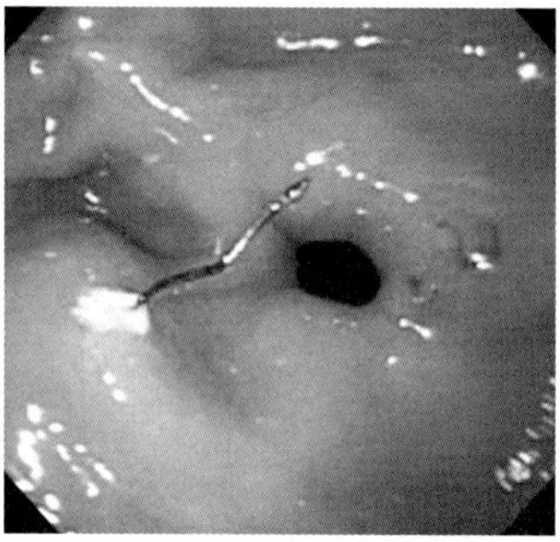

사진 5) 위 속에 꽂혀 있는 철사

일반적으로 일부러(죄수, 정신과환자) 또는 모르고 눈 깜짝할 사이(어린 소아) 삼키는 이물질의 형태로는 소아들은 동전, 장난감, 버턴 건전지, 크레용, 볼펜뚜껑, 머리핀, 나사못 등이 있을 수 있고, 일반 성인에서는 고기, 김치줄거리,

뼈 등 그래도 정상적인 먹을거리가 대부분인데 반해서 죄수나 정신과 환자들은 숟가락, 면도날 등 완전히 비이상적인 엉뚱한 것을 삼켜서 온다.

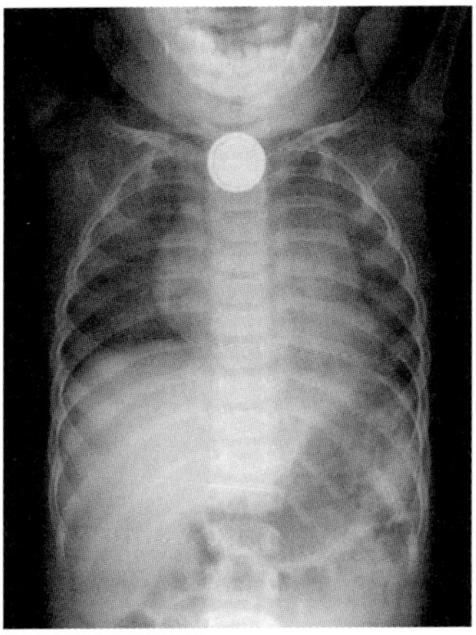

사진 6) 3세 소아의 식도에 걸린 버튼 건전지

연령에 관계없이 땅콩이나 젤리, 찹쌀떡 같은 것들이 질식 상태를 초래하여 치명적인 결과를 일으키는 것을 우리는 주위에서 가끔 보고 듣곤 한다.

질식은 부분폐쇄와 완전폐쇄의 상황으로 나눌 수 있는 데, 부분폐쇄의 경우에는 환자가 말은 제대로 하지 못하지만 신음소리를 내면서 사래가 걸린 것처럼 기침 정도는 할 수 있을 정도이다. 이때에는 등을 두드려 주면서 기침을 효과적으로 잘 할 수 있도록 격려해 주고 문제가 완전히 해결될 때까지 옆에서 자리를 지켜주며 위급한 상황으로 이어지면 119에 연락을 취하는 등 도움이 될 수 있도록 한다.

완전폐쇄(질식 상태)의 상태가 되면 환자는 전혀 어떠한 소리나 말, 기침도 내지 못하고 양손으로 목을 움켜지고 있다. 이때 옆에 있던 사람은 환자에게 '목에 뭐가 걸렸나요' 라고 하면서, 환자가 고개를 끄덕이거나 가로젓는 쉬운

동작을 할 수 있는 질문을 하도록 한다.

언제 어디서나 갑자기 발생할 수 있는 질식의 상황에 대처하기 위해서 성인과 큰 소아에서 행해질 수 있는 하임리히(복부밀치기) 법이나 양손으로 들어서 무릎위에 엎힐 수 있는 정도의 어린 영아들에서는 가슴밀치기나 등 두드리기와 같은 응급소생술을 익혀 두어야 한다.

대부분의 삼킨 물체들이, 식도에서 이미 위 안으로 내려가 있는 상태라면 위장관의 연동운동을 따라서 아래로, 또 아래로 내려가서 아무 탈 없이 바깥으로 빠져나갈 가능성이 높으며, 10-20% 정도에서 내시경 등의 중재시술을 필요로 하며, 1% 정도에서는 수술을 필요로 한다고 보고된다.

일반적으로 면도날이나 바늘과 같은 날카로운 물질은 장 천공을 일으킬 수 있고, 길이 5cm, 너비 2cm 이상의 물체는 위의 날문관(pyloric canal)을 통과하기 어려우므로 X선 사진 상에서 아직 보인다면, 내시경으로 빨리 꺼내 주도록 한다.

또 한 가지 문제는 이물질이 위로 넘어가 있지 않고 식도의 어느 한 부위에 걸려 있는 경우이다. 동전이나 버튼 건전지, 생선가시 등이 주요 범인들이다. 버튼 건전지는 내부에서 알칼리성 물질이 나와서 4시간 이내에 식도화상, 6시간 이후에는 천공을 일으킨다는 보고가 있으므로 최대한 빨리 제거를 해 주어야 한다.

동전의 경우에는 사진 촬영에서 동그란 형태로 보이면 식도에 걸려 있다는 것을 알 수 있고 일자 모양으로 서 있다면 해부학적인 구조상 기관(trachea)에 들어가 박혀 고정되어 있는 것을 알 수 있다. 기관에 있다면 당연히 응급으로 빼 주어야 하고, 식도에 있다면, 식도 상부에서 기관의 위치와 비교해서 기관으로 넘어갈 수 있을 상황일지, 안전하게 위로 내려갈지 약간은 우려스럽다. 사실 식도에 걸려 있다가 기관으로 흡인되는 경우는 임상에서 본적은 없지만, 어느 정도의 관찰과 재차 X선 촬영을 해서 주기적으로 위치 확인을 하는 것이 좋겠다.

내시경 시술자의 선호에 따라서 이물질을 바로 제거를 할지, 좀 더 관찰할지의 선택은 달라질 것이며 이득(benefit)과 해(risk)를 잘 가늠해서 이루어 질 것이다.

100원 짜리를 먹었는지, 아니면 50원 짜리를 먹었는지 별로 큰 의미가 없겠지만, 요즘 컴퓨터로 보는 디지털 영상에서는 먹은 동전의 크기 만큼의 길이로 모니터에 나타나겠지만, 예전의 현상 필름으로 확인하는 과정에서, 사진에 여러 가지 동전을 맞추어 본 결과 100원 짜리를 기대했건만 나온 결과(도뇨관(foley catheter)을 이용하여 빼냄)는 의외로 50원 짜리가 나와서 아! 사진이 조금 확대되어 보이는구나 하는 것을 그 때 처음 알았다.

동산의료원 응급실에서 2년 여 동안에 엉뚱한 것을 먹고 내원한 소아 아이들을 조사해 보았다. 40여명 정도가 있었는데, 남자, 여자는 비슷한 빈도를 나타내었고, 연령대는 1-3세 사이가 가장 많았다. 주요 소비자 단체에서 조사한 통계에서도 비슷한 연령대를 보이는 것이 역시나 어린이들은 3세 이하의 연령대에서 가장 호기심이 많은 것으로 추정된다.

2년 여 동안에 조사한 15세 이하 어린이들이 복용한 물질이나 약들을 나열해 보면 보습제, 쥐약, 개미제거제, 식물성장제, 나프탈렌, 철분제재, 철사머리핀, 동전, 수은건전지, 과학상자안에 들어 있던 약 등이 있었고, 정신과 병력의 아버지가 아들 3형제에게 자기 약을 나누어 먹인 경우, 할머니나 할아버지(알파차단제) 약을 먹은 경우, 엄마의 진통제를 먹은 경우가 있었으며, 14세 여아가 자살기도로 락스 세제를 먹은 경우가 있었다. 또한 상당수는 '먹은 것 같아요(?)' 라며 멀쩡해 보이는 아이와 함께 오는 엄마들을 가끔 본다. 일단 함께 관찰하고 지켜보는 수 밖에 별 도리가 없다.

손으로 무언가를 잡을 수 있는 나이 또래들, 그리고 손에 쥐면 바로 입으로 가져가는 본능을 가진 연령 때의 아이를 둔 부모들은 늘 조심해서 돌보아야 한다. 손으로 잡고 삼키는 것이 거의 순식간에 발생하기 때문에 위험해 보이는 물체는 아예 가까이 두지 않도록 주의를 잘 살펴보아야 한다. 왜냐하면 지금까지 응급실에 오는 부모들이 그렇게 느리거나 애들 보기를 소홀히 했다고 보여지지는 않았기 때문이다.

의료진들은 내시경을 해야 하는 적응증을 염두에 두며, 24시간 소아 내시경이 가능한 병원들을 미리 알아두고, 내시경적인 제거가 필요하다고 판단이 되는 경우, 실제로 가능한지 그 병원에 연락을 취한 후 전원을 계획하는 것이 좋겠다.

두 번 태어난 자

손자병법에 지피지기면 백전백승이라는 말이 있다. 그러나 아무리 노력을 하고 이긴 것 같지만 이기지 못하고 백전백퇴 당하고 마는 것이 새삼스럽지만 술이라는 것을 우리는 다 안다. 그 패잔병들이 급성으로 만성으로 응급실로 몰려온다.

그리스 신화에서 제우스의 아들인 디오니소스를 술의 신이라 하고, 로마어로 바쿠스라 하며, 디오니소스는 '두 번 태어난 자'란 뜻을 가지고 있다고 한다. 참으로 뜻과 맞아 떨어진다. 술에 패해 버려 온전한 건강한 몸에서 앓는 몸으로, 평소 점잖던 사람이 술에 취해서 성격이 달라 보이기도 한다. 물론 신체적인 알코올 분해효소의 개인적인 차이, 습관성, 평소성격, 자제력, 정신력 등 술을 마실 때, 술을 마신 후의 상태는 사람마다 매우 다양하다. 신과의 만남은 예의를 갖추고 과하면 안 되며, 이기려 해서도 안 되고, 자기 몸과 정신력에 맞게 패배를 인정하고 적당한 시점에 같은 인간이 사는 가정으로 직장으로 돌아가야 한다. 신은 자기를 이기려 하는 사람들을 용서하지 않는다.

뿌린 대로 거둔다는 말이 있다. 자기 주량보다 과하게 술을 마시게 되면, 자제력을 잃게 되어 각종 음주사고로 인해 상해를 입는 경우를 수도 없이 많이 본다. 술을 마시고 자기도 모르게 여기저기 부딪히고 넘어져서 심지어 뇌출혈이 생겨서 목숨을 잃는 경우도 있다. 언젠가는 깜깜한 밤에 도로변에서 취해 자고 있는 것을 택시가 보지 못하고 그 사람의 가슴위로 바퀴가 올라가서 호흡에 장애가 와서 심 정지 상태로 진행되어 응급실에 실려 온 경우도 있었다. 또한 아는 지인 중에는 술이 깨어 다음날 정신이 돌아온 후 온몸이 누구한테 맞았는지 만신창이가 되어 있더라고 했다. 그런데, 다른 곳은 모두 단순 타박상 정도인 데, 우측 귀에서 피가 나오고 이상한 소리가 계속 들려서 병원에 가니 고막이 파열되어 있었다 한다. 고막파열은 큰 문제가 되지 않고 간단한 시술과 함께 시간이 흘러서 모두 아물었지만, 내이에 있는 달팽이관의 손상으로 이상한 전자음과 같은 소리가 몇달째 계속 난다고 걱정하고 있다.

두 통

두통을 일차성 두통과 이차성 두통으로 나누는 데, 일차성(unknown cause) 두통 중에서 원인이 일부 밝혀지면 앞으로 이차성 두통으로 옮아 갈 것이다. 일차성 두통중 두통의 양상이나 심한 정도가 양성(benign)인 것들은 응급실에서 원인을 밝혀내는 노력을 하는 비용에 대비해서 불치성이 아니며 거의 모두 통증이 사라지게 되므로 꼭 필요한 이유가 아니면 침습적이거나 고가의 영상 검사를 할 필요는 없다.

두통의 심한 정도(severity)는 진단의 특징 뿐 아니라 환자의 감수성에 따라서도 다르게 나타난다.

응급실에 내원하는 두통환자를 이렇게 한 번 분류를 해 볼까 한다.

1) 두통의 증세와 함께 신경학적인 편측 증후가 나타나는 경우 (lateralizing sign, neurologic focal sign), 즉, 한쪽 수족의 마비 증세가 오는 경우
2) 감기(common cold), 독감(influenza), 신우신염(pyelonephritis)과 같은 내과적인 질환들에 동반되어 나타나는 두통
3) 신경학적으로 한쪽 치우침 증후(lateralizing sign)가 없이 두통이 있는 경우
   (1) 응급실 내원 시 혈압이 많이 올라간 경우(고혈압뇌병, hypertensive encephalopathy)
   (2) 편두통(migraine), 긴장형두통(tension type headache), 군발두통(cluster headache)등의 신경과적인 원인들
4) 병의 진행과정에서 신경학적 증후가 있을 수도 있고, 없을 수도 있는 뇌종양, 거미막밑 출혈(subarachnoid hemorrhage, SAH)과 같은 경우
5) 기타 질환이나 약물에 의한 두통

부비동염(sinusitis)의 경우 얼굴 통증과 함께 두통 호소, 니트로글리세린 투여, 일산화탄소중독에 의한 두통, 임산부의 전자간증(preeclampsia)과 동반한 두통

두통의 치료는

1)과 같은 경우는 황금시간(Golden hour)안에 최적의 치료가 이루어져야 한다.

2)는 원인 질환자체에 초점을 맞추어서 패혈증(sepsis)이나 쇼크(shock), 급성호흡 곤란증후군(Acute respiratory distress syndrome, ARDS)으로 진행이 되지 않도록 조기 진단, 다른 질환 배제, 조기 항생제 투여, 항바이러스 제재 투여 등이 관건이며

3)의 (1)은 통증 그 자체의 치료를 하는데 집중해야 할지, 고혈압 상태에서 혈압을 떨어뜨려 주어야 할지, 아니면 뇌 혈류(cerebral blood flow)의 감소를 우려해 다소 높은 혈압이더라도 혈압강하제를 주지 않고 지켜봐야 할런지를 고민(왜냐 하면 진단이 아직 완벽하지 않은 상태가 있을 수 있으므로)해야 하며 (2)의 세 가지 중 편두통은 여자가 남자보다 3배 정도 많다 하고, 반신마비(hemipharesis)나 언어상실(aphasia)과 같은 조짐(aura)이 있는 경우와 구역, 구토, 빛이나 소리에 대한 공포(photophobia or phonophobia)를 보일 수 있으며, 긴장성 두통은 남자에서 월등히 많고 두통을 호소하는 두피에 압통을 호소하는 부위를 찾을 수 있으며, 군발두통은 20대 이후의 남자에서 흔하다고 하며, 삼차신경이 지배하는 부위의 여러 가지 증후(눈, 얼굴, 코 등의 부종, 분비물, 충혈, 안검하수, 축동 등)가 동시에 나타난다. 하지만 임상에서는 비 특이적인 증상들만의 호소로 실제 감별이 잘 되지 못하는 경우가 많으며, 편두통 전문제재(sumatriptan, ergot 등), NSAIDs, 항구토제 등의 처방과 함께 정서적인 상황을 고려해서 급성기에는 항불안 진정제를 투여해 볼 수 있다.

4)의 경우에는 상황에 따라서 또는 의료진의 경험에 따라서 2)나 3)으로 간

과하여 영상검사(CT나 MRI)를 빼 먹어(miss) 버려서 돌이킬 수 없는 과오가 될 수 있으므로 매우 주의해야 한다.

매번 족보에서 배운, 망치로 때리는 듯한, 생전 처음의 엄청난 두통을 환자가 호소하지 않을 수 있으므로, 나무만 보는 우를 범하지 말고 숲을 보는 원시안을 갖도록 하자.

혼 수

50대의 남자가 혼수상태로 응급실에 내원했다. 집의 부엌에서 냉장고 앞에 의식을 잃고 쓰러진 것을 보호자가 발견 후 개인 병원 거쳐서 전원 되어 왔다. 병력 상 딸이 직장에서 사용하던 얼룩제거제(탄화수소류, 석유류)를 일반 드링크에 담아 와서 냉장고에 보관하고 있던 것을 아버지가 음료수로 오인해서 먹은 후 얼마 안 있다가 의식을 잃었던 것이다. 먹는 것도 아닌데 왜 그것을 굳이 냉장고에 보관했을까 하는 의문과 함께 안타까움이 든다. 일반가정에는 우리가 별로 대수롭지 않게 생각하는 독극물에 준하는 위험한 물질들이 상당히 많이 산재 해 있음을 알아야 한다. 영 · 유아들이 함께 있는 가정에서는 특히 주의를 기울여야 한다.

위의 환자 분이 드신 액체는 삼염화에틸렌(Trichloroethylene)이라는 무색의 휘발성이 강한 불포화 할로겐화탄화수소로서 가정용 및 공업용으로 널리 쓰이는 용제이며 니스와 같은 도료, 얼룩제거, 금속제련 등에 사용된다. 또한 예전에는 간단한 외과적 수술이나 분만 등에서 전신마취제로 사용되었으며 수의학에서 개, 돼지, 고양이의 마취제, 가벼운 상처나 수술기기의 소독제로 사용되기도 했다. 이것을 섭취하는 경우에는 심각한 독성이 나타날 수 있으며 생명을 위협할 수 있다. 이 분은 결국 20여 일 간의 기관내삽관, 인공호흡기치료 등

중환자실 치료를 포함한 입원치료 후 다행히도 정상적으로 회복되어서 퇴원하였다.

약물 중독이 되어서 응급실에 오면, 그 가족들은 우선 먼저 위세척을 기대하거나 요구하는 경우를 많이 보게 된다. 그러나 약을 복용한 후 몇 시간이 지나버리면, 그 물질들이 위를 이미 지나가버린 상태이므로 세척할 위내에 아무것도 없으므로 의미가 없어지며, 약물의 종류에 따라서 위세척이 적응증이 되는 것이 있고 오히려 금기가 되는 것이 있다. 상기의 탄화수소류(석유류 계통)를 섭취하여 응급실에 오는 경우 그 성분이 지방족이냐, 방향족이냐에 따라서 치료의 방향이 나누어지며, 또한 그 물질에 포함되어 있는 첨가물의 성분(얼마나 위독한 것이 포함되어 있는지)에 따라서 위세척의 유무를 결정한다.

40대 중반의 남자분이 직장 동료들과 함께 구급차에 실려서 혼수상태로 내원했다. 다친 외상의 병력이 없었으며, 신체검사에서도 외상의 흔적이 없었고, 혈압은 정상이었으며, 뇌졸중을 의심할 만한 최근에 두통이나 구토증세가 없었고, 뇌압이 올라갔을 때 보이는 동공의 변화나 구토물의 흔적 또한 찾아 볼 수 없었다. 팔, 다리는 강직징후 없이 부드러웠다. 평소 응급실에서 자주 접하는 혼수환자의 양상과는 전혀 다르다. 한 마디로 그냥 주무시는 듯하다. 겉모양새나 옷차림도 깨끗하다. 참 이상하다. 심전도 모니터 상에도 지극히 정상적인 리듬으로 규칙적인 심박동 양상을 보인다. 도대체 뭐지? 맥박산소계측기의 산소포화도수치도 정상적인 수준을 보이고 있다.

혹시? 병력청취가 완벽하게 신뢰가 가는 상황이 아니라서 어떤 것도 배제 할 수 없었다. 그런 찰나에 동맥혈액가스검사 소견이 나왔다. 실마리가 보인다. 산소수치는 정상적이나, 심한 대사성 산증소견을 보인다. 무슨 이유 인지는 확실치 않으나, 시안화물(청산가리)을 섭취했을 때와 매우 유사하다. 함께 온 동료들 중 한명에게 다시 한 번 회사 현장에서 무슨 일이 있었는지, 뭘 먹었지 않았냐고? 물어 보았다. 쭉 둘러 앉아서 드링크를 한 병씩 나누어 마셨다고 한다. 시안화물에 대한 해독제를 급히 가져 오게 해서 투여 했다. 두 시간 쯤 지났을까? 환자의 의식이 완전히 정상적으로 돌아왔다. 후에 경찰조사는 어떻게 되었는지 관심을 두지 않았고 기억도 나지 않는다.

폐를 통해서 들어간 산소는 심장운동에 의해 온몸 구석구석으로 운반되어서 세포내의 사립체(미토콘드리아, mitochondria)라고 하는 곳에서 에너지를 생성해 낸다. 이 에너지로 인해 말을 하고 움직이고 간과 신장이 정상기능을 하고 먹은 밥을 소화시키고 하는 것이다. 하지만 이러한 시안화물과 같은 물질에 중독이 되어 버리면 사립체의 정상적인 산소이용에 의한 에너지생성과정이 차단되게 되고, 임시방편으로 사립체 바깥의 세포질에서 산소가 없이 혐기성 대사과정을 거쳐서 아주 소량의 에너지를 생성 시킨다. 이 과정에서 부산물로 젖산이 함께 생성이 된다. 이런 비이상적인 상태가 지속되어서는 안 된다. 대사성 산증을 유발하는 많은 원인 질환들이 있다. 하지만 이 환자처럼 특별히 다른 것을 설명할만한 이유 없이 대사싱 산증을 보이는 경우 시안화물과 같은 약물중독을 의심해 볼 수 있으며, 내원 초기에 인지를 하지 못하고 해독제를 투여하는 과정이 지체가 된다면, 돌이킬 수 없는 치명적인 결과를 일으키게 된다.

아무쪼록 드링크 음료를 마시게 될 때는 이미 뚜껑이 따여 있지는 않은지 유심히 보고, 드링크 병에 원래의 음료가 아닌 다른 물질을 보관할 때는 적절한 장소에 두어서 뜻하지 않은 사고가 발생되지 않도록 주의하며, 병의 겉에 반드시 내용물에 대한 위험을 알리는 표식을 해 두는 것이 좋겠다.

의식변화를 보이는 환자는 응급상황이므로 원인을 찾기 위한 진단 과정(병력채취, 시진, 촉진 등의 이학적 검사, 혈액 검사, 영상의학 검사 등)과 함께 A, B, C를 포함한 응급처치가 바로 시작 되어야 한다. 의식이 온전하려면 뇌의 기능이 정상적으로 유지되어야 한다. 이를 위해서는 산소와 포도당(glucose)이 정상적으로 공급되어야 한다. 교통사고로 인한 두부외상이나 고혈압에 의해서 뇌출혈이 생겨 뇌 안이 많이 부어서 뇌압이 현저하게 올라가 의식이 많이 떨어진 환자들을 우리는 흔히 본다. 하지만 응급실에서는 외상이나 혈압과 관계없이 대사성의 원인이나 기능적인 이상으로 의식이 감소되는 경우를 더 많이 접한다. 전자의 경우는 병력에서부터 크게 실마리(hint)를 얻을 수 있고 진찰소견에서 한쪽 수족이 마비가 오거나 동공의 크기가 비대칭이거나 불빛에 한쪽이 정상적인 반응을 보이지 않는 등, 즉 신체의 한 쪽이 다른 쪽과 양상이 달라 보이는, 한 쪽으로 치우치는 소견(neurologic focal sign, lateralization)을 보여준다. 그와 달리 후자의 대사성원인들은 의식이 떨어진 것 이외에 한쪽 수족의 마비가 오거나 하는 경우는 거의 없다. 간혹 원인이 발생한 후 시간이 상당히 지체되어서 내원하는 경우, 저산소증이나 저혈당상태에 의해 뇌손상을 입은 경우에 마비 증세를 보이는 경우가 드물게 있기는 하다. 후자의 원인으로는 산소나 포도당의 부족, 고 삼투압을 일으키는 원인들(알코올, 고혈당 등), 중추신경계 감염(뇌막염, 뇌염), 독성물질(약물이나 알코올), 전해질의 이상, 심한 탈수, 간성혼수, 고 체온(열사병)이나 저 체온, 각종 쇼크 등이 있다.

저산소증이나 저혈당환자들이 의식을 잃기 전 훨씬 초기 단계에서(의식이 아직 있는 경우) 환자들은 산소나 혈당이 정상 이하로 떨어진 경우에 다소 신경질적인 반응을 보이거나 산소마스크를 씌우려고 하면 뿌리치고 거부하는 경우를 흔히 볼 수 있다. 일부 경험이 적은 사람들은 그 행태를 보고, 원래 환자의 성격이 그런가, 마스크 쓰는 것이 성가신가? 오해를 하고는 괜찮겠지 하고 산소 주는 것을 포기하면 큰일 난다. 그런 성격처럼 보이는 것(Irritable behavior)이 바로 산소결핍 때문이라는 것을 인지해야 한다. 따라서 더 적극적으로 산소를 공급해 주어야 한다. 그것이 호미로 막는 일인 것이다.

만성폐쇄성폐질환(Chronic obstructive pulmonary disease, COPD)으로 내원하여 관찰실에 누워 있던 60대 남자가 갑자기 경련을 하면서 의식이 떨어졌다. 아! 간질(epilepsy)인가, 술을 며칠간 끊어서(alcohol withdrawal) 그런가? 이것저것 급히 생각하면서 진정수면제(로라제팜, Lorazepam)을 가져오게 하고 모니터를 달도록 했다. 웬 걸 모니터 상에 심실세동(ventricular fibrillation, VF, 심정지리듬)이 보이고 있다. 마침 바로 모니터에 부착된 제세동기를 이용해서 환자는 다행히 바로 정상적으로 돌아왔다. 가만히 잘 있던 환자가 갑자기 간질 증세나 경련을 일으키는 장면이 목격되면 최대한 빨리 모니터를 확인해 보는 것이 좋겠다.

세균성 뇌막염(Bacterial Meningitis)

일부 종류의 세균성 뇌막염은 적시에 치료하지 않은 경우에 치사율이 매우 높게 나타난다. 그리고 뇌막염 후 생존인의 약 4분의 1에서 인지 장애, 간질, 뇌수두증(hydrocephalus) 및 청각장애 등을 보인다고 한다. 따라서 응급실에 근무하는 의사는 발열과 두통을 동반한 환자가 내원 시, 그리고 의식변화와 경련의 병력이 함께 의심스러운 경우에 세균성 뇌막염의 가능성을 염두에 두고 진료를 하여야 하며, 진단과 치료는 최대한 신속하게 이루어지는 것이 좋겠다.

뇌막염의 진단이 그렇게 용이하지 않고, 특히 원인별(세균, 바이러스, 진균 등) 진단은 임상에서 실제로 감별이 어려운 경우가 많으며 심지어 뇌척수액 검사 결과가 다 나왔음에도 불구하고 완전히 확진이 되지 않는 경우가 있다.

환자의 면역력을 저하시켜 뇌막염의 발병위험을 증가시키는 요인들로는 AIDS, 당뇨병, 알코올 중독자(alcoholics), 백혈병(leukemia), 림프종(lymphoma), 최근 신경외과 수술을 받은 환자, 악성종양을 위한 화학요법(chemotherapy)이나 장기간 스테로이드(steroid) 치료를 받은 환자 등이 있다.

세균성 뇌막염은 비 인두 점막으로부터의 감염, 중이염, 꼭지돌기염(mastoiditis), 폐렴, 심내막염(endocarditis), 봉와직염(cellulitis), 부비동염(sinusitis), 관절염 등에 의한 이차적 감염(합병증)으로 올 수 있다.

뇌막염의 주 증세로는 두통, 고열, 의식 변화 및 뇌막자극증세(뒷목이 뻣뻣함, 목 경축, nuchal rigidity) 등이다. 소아에서는 성인과는 다른 증세가 나타나는 수가 흔히 있다. 특히 신생아 및 영아의 경우(2개월 이하) 열이 있고, 보채며, 수면 장애, 구토 그리고 기면(lethargy) 등으로 나타나며, 달래거나 흔들어 주어도 오히려 그것을 더 불편해 한다는 느낌을 준다. 천문(fontanel)의 팽대는 영아에서 나타나는 후기 징후에 불과하므로 초기진단에는 큰 의미를 주지 못한다. 그러나 3개월에서 2세까지의 소아에서는 상기 증세와 더불어 뇌막자극증세인 목 경축(nuchal rigidity)이 더욱 분명하게 나타난다. 그리고 때로는 발작(seizure)으로 나타나기도 한다. 18개월 이하의 소아에서 열과 발작이 있을 때는 반드시 뇌척수액 검사로 뇌막염의 진단을 배제하여야 한다.

3세 이상의 소아에서는 뇌막 자극징후를 검사할 때 무릎을 굽힌 채로 대퇴부를 거상한 후(약 30-50도) 무릎을 바로 펴게 할 때 환자는 이에 대하여 제한(완전하게 펴지를 못함)을 나타낸다(커니그 징후, Kernig sign). 또한 앙와위(supine position)로 눕히고 머리를 전굴(앞으로 굽히면)하면 고관절(hip joint)과 무릎관절(knee joint)이 자동으로 굴곡하게 된다(브루진스키 징후, Brudzinski sign).

감별 진단에서

1) 고열(high fever)의 발전
2) 두통
3) 뻣뻣한 목(stiff neck)
4) 눈부심(photophobia)
5) 인식 장애 등이 동반될 때에는

전형적인 급성 진행형의 세균성 뇌막염으로(약 25%에 해당) 진단이 비교적 용이하나, 그 외 발작이나 국소징후 등이 나타날 때에는 뇌 실질 병변 등과의 감별 진단을 요한다.

환자에서 열(fever) 및 국소징후가 주 증세이면 뇌 농양(brain abscess)이나 바이러스성 뇌염(viral encephalitis) 등의 뇌 실질 병변을 먼저 의심해야 하나, 반대로 뻣뻣한 목(neck stiffness)과 같은 뇌막자극증세가 주 증세이면 뇌막 부위의 감염이나 거미막밑 출혈(subarachnoid hemorrhage)을 의심해야 한다.

뇌 실질 병변일 경우 뇌척수액(Cerebrospinal fluid, CSF) 검사는 환자의 진단에 도움을 주지 못하고 오히려 위험할 수도 있으므로 일반적으로 머리 CT를 먼저 촬영하여야 한다.

사람 살려유! & 119전화

심장마비가 걸릴 위험이 어느 성별, 연령대가 가장 높을까? 당연히 연세가 높으신 아버지와 할아버지들이시다. 그러면 요즘과 같은 핵가족시대에 심폐소생술을 배워야 할 분들은 누굴까? 죄송스럽게도 어머니와 할머니다. 웃지 못할 현실이다. 이에 할머니들에게 한 가지만 기억하시라고 말씀드리고 싶다. 사람 살려유!, 그리고 119에 전화하고 이것저것 어떻게 할지 생각이 나지 않으면 가슴한복판(양쪽 젖꼭지 사이)을 힘차게 눌러고 뇌주고를 도와줄 사람이 올 때까지 계속 반복해 주시기를 바란다.

환자 발생 시 본인이 할일은 먼저 도움을 요청(119)한 후 구급차가 도착할 때까지 흉부를 압박하고 공기를 불어 넣어 주어서 주요 장기(특히 심장과 뇌)로 산소를 공급해 주는 것이다.

심폐소생술은 원래 흉부압박과 기도개방, 인공(구조)호흡의 세단계로 이루어진다.

일반인들에게는 기도개방과 인공호흡이 어렵고 정확성이 떨어지며 할까 말까 자신이 없고, 주저하게 되면서 중요시간을 소모할 수 있어서 요즘은 흉부압박만 계속할 수 있도록 교육하고 있으며, 그 또한 충분히 효과가 있다.

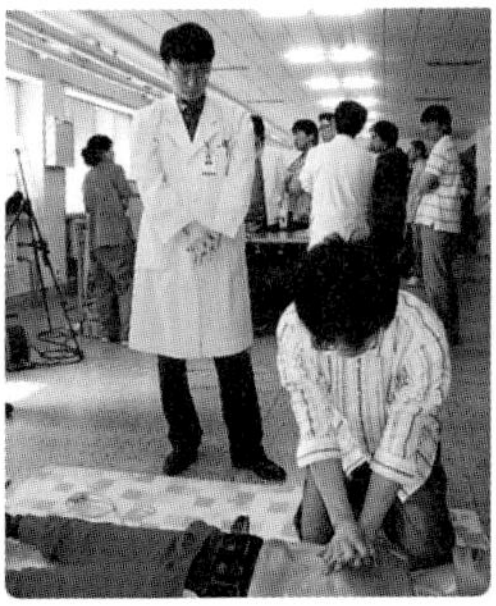
사진 7) 의과대학에서의 심폐소생술 교육

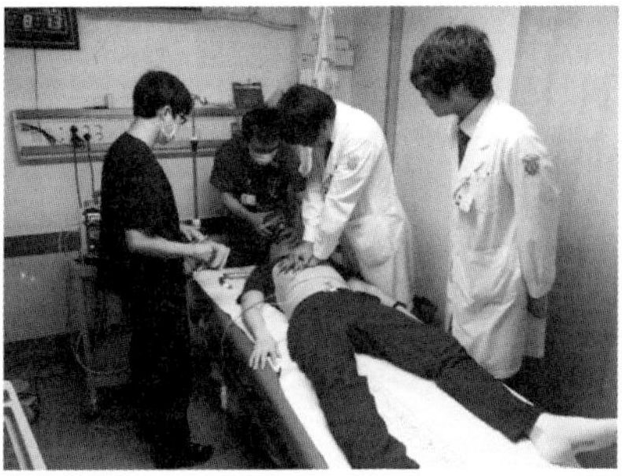
사진 8) 응급실내의 심폐소생술 장면

심폐소생술에서 생존율을 높일 수 있는 방법이 무엇일까? 라는 질문에 많은 전문가들은 뜻밖에도 그것은 바로 예방이라고 얘기를 한다. 현장에서 아주 이상적인 응급처치를 할 수 있는 사람을 만나서 제 때에 응급구조사가 동승한 구급차에 타서 꽉 막힌 교통 혼잡을 헤치고 응급실로 빠른 시간 이내에 도착한다는 것이 결코 쉬운 것이 아니다.

아무쪼록 사이렌이 울리는 저 구급차 내에 언젠가는 내 가족이 있을 수도 있다는 선진화된 시민의식이 절실히 요구된다.

심장이 멎은 후 아무런 처치 없이 5분여가 경과하게 되면 그 이후 병원에 와서 아무리 좋은 치료와 억만금을 들여도 뇌가 비가역적인 손상을 입게 되어서 치명적인 결과를 초래하게 된다. 숙련자들도 실제로 생판 모르는 사람을 만나서 입을 맞대고 인공호흡을 해 준다는 것이 상당히 꺼려지고, 할까 말까 망설이다가 중요한 시간을 허비하게 되는 경우가 많다. 안하고 내버려 두는 것 보다 흉부압박(젖꼭지 사이 가슴중간, 흉골 하부)만이라도 계속해 주는 것이 심장이 멎은 후 첫 몇 분간은 상당한 효과(인공호흡 없이)가 있다.

1950년대 말부터 지금까지 심폐소생술에 대한 효과적인 시행법에 대해 많은 연구가 이루어져 왔으며, 특히 최근 10년 동안 몇 차례에 걸쳐서 인공호흡과 흉부압박횟수 등에서 많은 변화를 가져왔는데, 보다 단순해지고 효과는 배가 되도록 바뀌어 가고 있다.

사실상 심폐소생술이라는 말보다는 인명소생술이나 뇌, 심장소생술이라는 말이 더 정확하지 않을까 싶다. 환자발생현장(집, 공장, 사무실 등)에서 얼마나 신속히 적절한 대처를 했느냐에 따라서 심장뿐만 아니라 뇌도 정상적으로 회복해서 사회로 복귀할 수 있기 때문이다.

마지막으로, 본인 및 주위 분들의 위험인자 및 신호(전구증상)들을 조기에 인지하고 사전에 종합검진 등을 통해서 예방하는 것이 그 무엇보다도 가장 좋은 치료선택이 될 것이다.

감기(common cold)와 독감(influenza)

감기도 한 번 앓아 본적이 없다는 말은 감기를 아주 얕잡아 보는 것으로 젊은 사람들이나 건강한 노년층의 일부는 그럴 수도 있겠다.

감기는 영어로도 흔하다는 단어가 포함되어 있듯이 한 번 앓고 지나가면 그만으로 크게 치부하지 않으며, 약을 먹던지 병원에 가든지 상당한 노력을 하면 1주일(증상이 가벼워지되 상부호흡기 염증이 완전히 낫는 것은 1주일 정도 소모)이 걸리고, 가만히 참아가며 보내면 7일(7일간 매일 매일 끙끙 앓으며 자기 몸의 항염증 세포들과 면역체계를 동원해서 이겨냄)이 걸린다는 얘기가 있다.

감기를 일으키는 원인이 되는 바이러스가 수백 개가 되고 그 중 30-50%가 리노(Rhino) 바이러스이고 10-15% 정도가 코로나(corona) 바이러스라고 한다. 이들 바이러스에 의해서 구강, 편도, 코, 인두, 후두부위를 포함하는 상부호흡기(Upper respiratory tract)에 감염과 염증을 일으켜 재채기, 기침, 콧물, 두통, 미열과 상기도부위에 해당하는 인두와 후두부위의 통증이 생긴다. 대부분의 건강한 사람들에게는 이정도의 증상은 어떻게든지 잘 견디어 낼 수 있다. 하지만 고 연령층의 심부전이나 만성폐쇄성폐질환(COPD, Chronic obstructive pulmonary disease, 본인들은 천식이라고 알고 있는 경우가 많음)을 앓고 있는 분들은 10명 중의 3-4명은 COPD나 심부전이 악화된다는 보고가 있다. 작은 불씨 하나가 큰 불이 되고 호미로 막을 것을 가래로 막는다는 옛 말이 있다. 환자 및 보호자는 주의해서 환절기나 겨울철에는 각별히 예방에 주의해야 하고 발병 시에는 즉시 응급실을 방문하는 것이 좋겠다. 물론 반드시 대학병원 응급실을 찾을 필요는 없고 가까운 중소병원 정도이면 입원치료 필요 없이 중대 합병증 발생 유무만 확인하고 폐렴 등이 동반되어 있지 않으면 증상에 대한 대증치료 후 한나절 뒤에 안전하게 귀가할 수 있다.

일반 흔한 감기(common cold) 이외에 독감(인플루엔자, influenza)은 절대로 만만치 않다. 모두 알다시피 이미 알고 있는 형태 이외의 새로운 변이가 의심되는 해가 되면 온 전국, 세계가 난리이다. 역사적인 대유행으로 수백만 명, 수천만 명이 사망한 전례가 있으니 그럴 만도 하다. 독감바이러스는 A형, B형, C형이 있으며, 그 중에서 A형과 B형이 사람에게 문제가 되고, B형은 아형(subtype)이 없이 한가지만 존재하며 증상이 다소 약하고, A형이 문제가 되는데, 아형(subtype)으로 바이러스 표면의 H1, H2, H3, N1, N2 항원들의 조합으로 발현된다.

독감의 증세는 감기와 달리 고열, 두통, 근육통 등의 증상의 정도가 아주 심하며 그 진행속도가 급진적이고, 상부호흡기(구강, 코, 인 후두)를 넘어서 하부의 기관지와 폐에 이르기까지 염증이 전파될 수 있으며 전신쇄약(general weakness)까지 일으켜서 고령이나 기존질환(COPD나 심부전)의 유무와 관계없이 건강한 젊은 연령층에서도 맥을 못 추게 만들 수 있으며, 특히 전염력이 강해서 유행시기에는 신경이 많이 쓰이는 질환이다. 이러한 이유로 유행시기에는 독감 뿐 아니라 수많은 일반 감기 환자들이 대학병원 응급실을 찾아오는 주된 이유이기도 하다.

호흡곤란

응급실로 내원하는 급성호흡곤란을 호소하는 대부분의 환자는 심장이 원인이거나 폐에 급성이나 만성병변의 악화에 의한 경우이다.

급성 호흡부전이란 체내조직에서 산소 공급과 이산화탄소 제거 능력의 악화로 주요 생체 기관의 기능을 위협하는 호흡기능의 저하를 말한다. 성인에서 그 원인은 주로 기도장애, 폐 실질장애, 폐 혈관장애, 가슴벽이나 늑막의 장애 그리고 신경근육장애 등이 있을 수 있다. 이를 크게 장기별 원인으로 본다면, 크게 폐와 심장으로 인한 장애, 이 두 가지가 주요한 원인으로 작용한다. 이외에 빈혈이나 정신적 요소, 고혈압 등이 또한 원인이 될 수 있다.

기도장애에 속하는 것으로는 천식이나 만성폐쇄성폐질환(COPD, 만성기관지염과 폐기종)의 급성악화(acute exacerbation)가 주로 많고, 폐 실질 장애로는 폐렴, 폐결핵, 폐암, 그리고 알레르기로 인한 과민성 폐렴 등이 있으며, 심장원인으로 울혈성 심부전(congestive heart failure, CHF)등이 임상에서 보는 호흡장애 환자의 대다수를 이루고 있다.

급성 호흡 부전(acute respiratory failure)의 진단 조건으로는 비록 절대적인 것은 아닐지라도, 보통 호흡곤란을 호소(또는 동반)하는 환자에서 동맥혈산소분압(Arterial oxygen tension, PaO_2)이 60mmHg이하 그리고 동맥혈이산화탄소분압(Arterial carbon dioxide tension, $PaCO_2$)이 50mmHg 이상이면 급성호흡부전으로 정의할 수 있다. 다시 말해서, 급성 호흡부전이란 체내의 모든 세포에 산소공급이나 환기(ventilation)장애 혹은 이 양자의 장애로 올 수 있는 것으로 그 치료는 양자의 기여도에 따라 적절한 치료를 행할 수 있다.

환자들이 호소하는 호흡곤란의 양상이 숨이 차다, 숨 쉬기가 곤란하다, 숨이 가쁘다, 숨이 막힌다, 숨을 못 쉬겠다. 등으로 다양하게 표현이 되는 데, 의료진의 객관적인 관찰은 호흡곤란(dyspnea, shortness of breath)이 호흡간격이 짧으면서 호흡수가 많은 것인지(가쁜 호흡, tachypnea) 호흡간격이 길면서 분당 호흡수가 정상보다 감소한 것(느린호흡, bradypnea)인지를 봐야겠다. 그리고 호흡량이 깊은지 다소 얕은 호흡인지를 관찰한다. 그러한 것이 기질적인 것과 심리적인 원인의 감별에 도움이 될 수 있다.

동맥혈액가스분석(Arterial blood gas analysis, ABGA)소견이 호흡곤란을 일으키는 주요 질환들의 현재의 상태를 더 객관화시켜 줄 수 있으며, COPD, 천식, 폐부종, 폐렴, 심부전, 과호흡증후군(Hyperventilation syndrome) 등 각각의 질환에서 ABGA 각 항목의 미세한 변화의 차이를 알아 볼 수 있다. 또한 몸 전체의 산, 염기상태(대사성 또는 호흡성 산증이나 알칼리증)를 짐작할 수 있으며, 주요 질환의 치료에 대한 반응 등을 보는데 도움을 받을 수 있다. 호흡곤란의 정도와 체내의 산소상태가 항상 비례하지는 않는다. 때로는 저산소혈증(hypoxemia)이 심할지라도 호흡곤란 증세는 경할 수도 있다. 반대로 혈액내의 산소분압과 산소포화도 등이 모두 정상인데 불구하고 호흡곤란(질식) 상태인 경우도 있다. 그래서 저산소증(hypoxia)의 임상 증후인 청색증, 혼돈, 불안, 섬망, 빈호흡, 빈맥, 고혈압, 심장부정맥 등이 나타나지 않는 지 세밀하게 살펴봐야 한다. 저산소혈증은 운반(delivery)중인 혈액내의 산소상태를 의미하며, 저산소증이라 함은 세포내의 미토콘드리아(정상적인 산소이용 장소)와 세포질(산소부족 때, 소량의 ATP와 부산물로 젖산(lactate, lactic acid)이 만들어짐)에서의 산소이용과정으로 인해 나타나는 결과라 할 수 있다. 정상적인 산소이용이 이루어진다면, 물론 앞에 나열한 증후들이 나타나지 않을 것이며, 산소부족 현상 때 생기는 젖산의 수치가 정상적으로 보일 것이다. 요즘, ABGA 검사를 할 때 젖산(lactate)을 함께 정량검사 할 수 있도록 되어 있어서 쇼크나 심한 패혈증이 발생하기 전 초기단계에서 유용하게 사용할 수 있다.

기관지 천식(Bronchial Asthma)

기관지 천식이란 많은 다양한 자극에 의한 기도(airway)의 과민반응으로 만성 염증질환이며, 기도 내에 여러 가지 염증세포들이 침착함에 따라서 기도의 직경이 좁아져 공기흐름에 장애가 되므로 숨쉬기가 힘들고 천명(wheezing)이 들리며, 가슴이 쪼이면서 기침이 발생하는 데, 저녁이나 이른 아침에 반복적으로 증상이 심하게 나타나며 기도폐쇄는 가역적이고 저절로 낫거나 치료를 하면 대부분 좋아지는 질환이다. 50%가 10세 이전에 발병하고, 치사율은 인구 10만 명당 1명 정도로 양호하다.

천식에는 다음의 2가지 형태가 있다.

1. 알레르기성 (외인성)

가족력이 있고, 개인적으로 여러 종류의 알레르기 병력도 있다. 간헐적, 특히 계절별로 발병하며 보통 소아 때나 청년기에 시작한다. 혈중 면역글로불린 E(IgE)가 상승되어 있고 알레르기 검사(피부검사)에서도 양성 소견을 보인다.

2. 비 알레르기성 (내인성)

보통 가족력이 없고 성인이 되어 발병하고 중증으로 발현 될 수도 있으며 원인은 바이러스(URI), 산업오염, 약물(소염제, 진통제 등), 정서적 및 육체적 자극이나 냉온 등이 원인이 될 수 있다.

혈중 IgE치는 정상이고 알레르기 검사도 음성을 보인다.

히스타민(Histamine), 브라디키닌(Bradykinin) 및 류코트리엔(Leukotriene) 등이 알레르기항원(allergen)에 의하여 생성되어 기관지 수축에 직, 간접적으로 관여하며 염증반응으로 점막의 손상과 여과성의 증가를 일으키며, 점액의 과량 생산으로 점액 마개(mucous plug)를 형성하여 이미 수축된 기관지를 더

욱 협소하게 만든다.

기관지천식의 주 증세는 호흡곤란과 천명(쌕쌕거림, wheezing) 및 기침이다. 경증과 중증사이에 여러 정도의 차이가 있으나 중증임을 알아채는 것이 중요하다.

중증인 경우에는

1) 심한 호흡곤란과 심한 쌕쌕거림이 있고
2) 평소 사용하지 않는 보조 근육(accessary muscle)들을 사용하며
3) 보통 심장박동수가 분당 120회 이상이고
4) 호흡수가 30회 이상이면서
5) 동맥혈 이산화탄소분압이 정상보다 증가되어 있는 경우이다.

이러한 경우에는 입원치료를 받게 될 가능성을 염두에 두고 치료를 하여야 하며 만일 퇴원시키는 경우 재입원하게 될 가능성이 높다는 보고가 있다.

예전 전공의 시절 오후 늦게 쯤 40대 중반 가량으로 보이는 남자가 숨이 차다 하면서 본인이 직접 자기가 천식 환자라고 얘기하며 응급실을 방문했던 적이 있다. 호흡곤란을 느끼는 사람들은 보통 그 증세 때문에 말도 잘 못하고, 제대로 먹지 못하는 경우가 많다. 그런데 이분은 숨이 차다고 연신 얘기 하면서 이것저것 말도 많고, 다른 검사는 다 필요가 없고 동맥혈액가스분석(Arterial blood gas analysis, ABGA) 한가지 만 해 달라고 한다. 병력과 이학적 검사에서 천식이 의심되지는 않아 보이지만 환자 분이 너무나도 지극히 원하므로 ABGA(주로 손목의 요골동맥의 동맥혈 검사로 다소 아플 수 있고 의료진들도 채혈 당하는 것을 약간 꺼려함)를 해 주었다. 검사결과가 나오는 동안에 이 환자 분이 보이지 않아서 찾아보니, 이 분 참 내! 응급실 바깥에서 담배를 한 대 피우고 계셨다. 결국 이 환자는 무슨 이유인지는 모르겠으나 마음의 병으로 숨

이 찬 것이 분명하다.

군의관 시절에 일병 하나가 어릴 때 한 번도 앓아 본적이 없었다던 천식이 군에 와서 발병했다며 숨이 차다하면서 호흡곤란 증세와 함께 이학적 검사에서 쌕쌕거림(wheezing)까지 보이며 의무대에 왔을 때, 극진히 환자로 치료를 해 주고 위의 아저씨의 경우처럼 마음속에 힘든 것이 있을 거라 생각한 후, 소속 상관과 의논하여 부대 내에서 본인이 원하는 다른 소속으로 이동을 시켜 주었던 것에 기여했던 기억이 난다. 나중 1년 반이 지난 어느 날 병장이 되어 의무대를 다시 찾았다. 계면쩍어 하면서 그 때 죄송했고 감사했다고 깍듯이 인사를 하고 얼마 뒤 제대했다.

기 흉

폐안에 즉 폐포(alveolus)내에 있어야 할 공기가 폐 바깥으로 나와서 가슴과 폐사이의 공간에 모여 있는 상태이다. 아무것도 없어야 할(음압) 그 공간에 무언가 있으면(양압) 폐의 정상적인 호흡운동(들이쉬고, 내쉬는)에 장애를 가져오게 된다.

10대 후반에서 20대 초반의 키가 훌쩍 큰 비교적 마른 체형의 남자가 기침을 간간히 하면서 가슴이 답답하다 하고, 호흡이 조금 곤란하다 하면서 응급실 초진구역에 나타났다면 영락없는 기흉이 분명하다. 간혹 가슴이나 등부위에 어디선가에서 침을 맞고 기흉이 생기기도 하며, 만성폐쇄성폐질환(COPD, Chronic obstructive pulmonary disease) 환자들 중 폐기종(pulmonary emphysema)이 심한 고령의 할아버지들 중에서 여기저기 기능을 못하는 폐포들이 뽀글뽀글하게 터져 뭉쳐져서 만들어진 큰 비눗방울이나 부풀린 풍선처럼, 큰 공기집들(bullae)이 평소 보이기도 하는 데, 이와 함께 새로운 큰 기흉이 만들어지며 이러한 COPD가 이차성 기흉의 70%를 차지한다고 한다. COPD의 큰 공기집들과 기흉이 일반 흉부 X선 사진에서 잘 구분이 되지 않을 수가 있는 데, 이때는 CT촬영을 하여 감별을 하도록 한다. 기흉은 흡연과 상당히 관련이 있으며, 그 외 어떤 특정한 폐렴균, 폐결핵, 폐농양, 월경 후, 후천성 면역결핍 증후군(AIDS, Acquired immunodeficiency syndrome), 원발성 폐암이나 다른 암의 폐나 흉막 전이의 경우가 발생 위험성이 있다고 하는 데 정확한 이유들은 불분명하다. 그 외 중심정맥관삽입(central vein cannulation)을 쇄골하정맥(subclavian vein)을 이용하여 할 경우, 폐에 보이는 종괴나 결절(mass or nodule)에 조직검사를 위해 침생검(needle biopsy)를 하던 중에도 발생가능하다.

빠져나온 공기의 양이 상당히 많아지면 심장에 까지 영향을 주어서 우심방으로 돌아오는 정맥피의 양이 줄어들고, 또한 좌심실에서 온 몸으로 내뿜어 대동맥을 통한 심박출량(cardiac output)에 장애를 가져와서 일종의 폐쇄성 쇼크(obstructive shock)를 유발 할 수 있다.

이런 정도의 기흉은 긴장성 기흉(Tension pneumothorax)인데, 저산소증과 쇼크의 상태가 오기 전까지 맥박이 대신 어느 정도까지 빨리 뛰어 주어서 모자란 심박출량을 보상하려고 하기 때문에, 혈압은 정상적으로 보일 수가 있다. 맥박증가 소견과 함께 환자가 흥분하고, 대화에 민감하거나 화를 내는 듯(irritable behavior)한 인상을 보일 때는 저산소증 상태임을 의심하고 그 원인으로써 긴장성 기흉을 의심하여 즉각 치료적인 조치를 취해야 한다. 저혈압이 보일 때쯤이면 쇼크가 많이 진전된 시점으로 회생에 어려움이 있을 수 있다. 65세 남자분이 흉통과 왼쪽 팔로 방사되는 통증을 호소하며 내원 했는데, 우선적으로 심전도와 심장효소검사에 신경을 쓰며 최소한 협심증, 나아가서는 심근경색까지, 이른바 관상동맥증후군의 병의 과정 중에 있을 것으로 예상하고 흉부 X선 사진을 우선적으로 염두에 두지 않았다가, 심전도와 심장효소검사를 포함한 주요검사에서 심장관련 문제를 배제한 후, 이미 찍어 놓은 사진을 루틴(routine)으로 확인하는 과정에서 커다란 기흉이 좌측에서 발견되어 난감한 적이 있었다. 이와 같이 어느 정도 큰 기흉은 흉곽내에 함께 위치해 있는 심장에 직, 간접적인 영향을 줄 수 있다. 상당한 양의 기흉(거의 긴장성 기흉에 해당)은 심장을 한 쪽으로 밀어버리고, 우심실에서 나와 폐로 들어가는 폐동맥에 대한 볼륨과 압력에 부담을 주며, 또한 좌심실에서 대동맥으로 나가는 혈액의 제한 등으로 저산소증에 기여하여, 심전도에 나타나는 소견이 역전 T(Inverted T)파와 QRS 진폭(amplitude) 감소, 우심실과부하의 형태를 보이고 임상적으로는 허혈의 증세를 보여 그 원인이 되는 기흉을 간과할 수 있으므로 유의해야 하며, 흉부 X선 사진의 확인을 초기 검사 진행과정에서 꼭 실시하고 반드시 확인을 하여야 한다.

당뇨병 관련 질환

당뇨병과 직접, 간접적으로 관련이 되어서 급성으로 또는 만성질환의 악화로 응급실을 방문하는 환자들이 부지기수다. 워낙 흔하고 반복적으로 자주 발생을 하므로 환자, 보호자 및 의료진들 모두 현재 상태가 입원을 해야 하는 지 아니면 주요 치료 후 오후쯤이나 내일 오전에 퇴원을 할 것이라는 것을 서로 얘기를 안 해도 직감하는 경우가 많다.

당뇨병의 핵심인 혈당이 잘 조절이 되지 않아 입원을 위해서 외래에서 응급실로 오는 경우가 있을 수 있으나 소수이고, 대부분은 급성과 만성의 두 가지 형태로 나누어 생각할 수 있다.

급성은 저혈당증과 당뇨병케톤산증의 형태로 갑자기 발현을 한 것이고, 만성은 잘 아는 대혈관 합병증(동맥경화증)과 미세혈관 합병증(망막, 신장, 신경)으로 인한 것이다. 만성의 예로 치면, 응급실에 오는 주요 질환들이 당뇨와 직접적인 관련을 맺기는 어려우나 상당한 영향을 오랫동안 지속적으로 받았으리라 짐작된다. 당뇨 발(Diabetic foot)로 인한 궤양이나 괴사환자들은 당뇨병과 직접적으로 관련이 있다.

저혈당증(Hypoglycemia)

당뇨병성 저혈당증은 인슐린을 사용하는 환자에게 많고, 인슐린 과다로 인하며, 때로는 경구용 당뇨제재를 사용하는 환자에서도 많이 발생한다. 또한 당뇨병 이외의 질환(패혈증, 알코올, 신부전, 신생물(neoplasm)) 등에서도 볼 수 있다. 저혈당증을 일으키는 주요 시나리오 중의 하나는 당뇨병이 있는 환자들에게 제대로 된 약에 대한 교육이나 식습관 등의 이른바 당뇨교육이 제대로 되지 않았을 때, 당뇨병에 민감한 환자의 경우 식사를 충분히 하지 않고, 그 대신 운동을 열심히 하며, 그 다음 약은 꼬박 꼬박 정확하게 내지는 부적절하게 더 많이 투여가 된 경우라면 여지없이 저혈당에 빠지게 될 가능성이 있다. 예방적인 당뇨교육이 매우 중요할 것으로 생각된다. 내가 아는 주위의 당뇨병 환자들이 잘 안 먹는다 하면서도 주위에 먹을 것을 잔뜩 사 놓은 것을 보면 저혈당에 걸릴 위험성은 낮을 것 같다. 임상소견은 저혈당의 정도와 저혈당 지속시간에 비례하고, 경한 경우에는 창백하고, 발한이 있으며 피부가 습하고, 차가워지며 배고픔(hunger), 공복 통증(hunger pain)이 올 수 있고, 의식이 혼미하여지고,

반 혼수에서 혼수 그리고 발작 등으로 진행할 수 있다. 또한 쇼크(shock)상태로 이어질 수도 있다.

패혈증이나 다른 만성질환으로 인해 이차적으로 저혈당이 동반되어 올 수 있으므로 주 질환을 인지하는 것이 중요하며 동시에 치료를 해주어야 한다.

치료는 응급실에 오면 50% 포도당 링거액 25~50gm을 정맥으로 준다. 경증은 의식이 있다면 당이 포함된 음료로도 충분하다. 소아에서는 20-25% 포도당을 사용하고, 영아에서는 10%를 사용할 수 있다.

당뇨병케톤산증(Diabetic Ketoacidosis, DKA)

당뇨병케톤산증이란 고혈당에 케톤혈증(ketonemia)과 대사성 산증(metabolic acidosis)이 동반되어 나타나는 것으로 응급실에서 매우 흔하게 볼 수 있다.

DKA에서 나타나는 주요 임상증후나 검사실 소견 등은 결국 인슐린부족과 함께 스트레스 호르몬(글루카곤, Glucagon 이나 카테콜아민, Catecholamine 등)의 과다로 인해 진행되어 지는 일련의 과정이라 볼 수 있다.

발생인자로는 일상 주입하던 인슐린을 중단했을 때, 그리고 감염, 뇌졸중, 급성 심근경색증, 외상, 임신, 갑상선 기능 항진증, 췌장염 등이 선행하는 원인이 될 수 있다. 또한 평소에 당뇨병이 없었던(진단되지 않았던) 사람들이 상기 질환들이 발현되면서 당뇨병케톤산증의 형태로 나타나, 처음 당뇨병으로 확진을 받는 경우들이 꽤나 있다.

고혈당으로 인한 세포내 탈수로, 의식장애가 올 수 있고, 삼투압 이뇨(osmotic diuresis)로 경하게는 탈수에서, 심한 경우 쇼크(shock)를 초래할 수도 있다. 또한 케톤혈증은 높은 음이온 차이(anion gap)의 대사성 산증을 불러와 구토, 케톤뇨(ketonuria)와 함께 산증(acidosis)에 대한 보상적인 빈호흡(compensatory tachypnea)을 보일 수 있고, 삼투압 이뇨(osmotic diuresis)로 인해 여러 가지 전해질이 소실될 수 있다.

고삼투압성 고혈당상태

보통 치료가 잘 되지 않고 있는 당뇨병 환자들이 가진 당 수치보다도 2-3배 이상으로 월등하게 증가되어 심한 탈수 증세를 동반하면서 의식이 떨어진 상태로 내원하는 환자들을 자주 본다. 이들 환자들은 뇌졸중 등을 앓아 만성적으로 오랫동안 침대생활을 하는 분들이 많고, 그로 인해서 탈수에 빠질 위험이 보통 사람들 보다 높으며, 각종 감염(폐렴, 요로감염)에 노출될 가능성도 높다. 이러한 이유로 삼투압과 혈당수치가 상당히 높은 정도의 수준으로 올라간다.

십 수 년 이상 고삼투압성 비케톤산증 혼수(Hyperosmolar nonketotic coma)로 불려오다가, 혈당은 600mg/dL를 넘어서 1000mg/dL에 육박하고 삼투압 또한 상당히 증가되어 있어나 케톤이 약하게 양성으로 검출되는 경우가 흔히 있고, 환자의 의식이 떨어지기는 하되 혼수까지 가는 경우는 극히 드물어서 케톤과 혼수에 대한 부분은 빼 버리고 천정부지로 치솟은 혈당과 삼투압만 남겨 놓아서 진단이 다소 간편하게 된 느낌이다.

당뇨병케톤산증과 달리 인슐린의 분비능력이 일부 남아 있어서 지방분해와 케톤산형성을 억제해주므로 산증(acidosis) 또한 그렇게 심하지 않다. 문제는 고혈당과 심한 탈수현상이다.

환자의 상태가 상기 기술한 것처럼 뇌졸중의 후유증이 있는 분들과 같은 오랜 침대생활을 해 오다가 요로감염, 폐렴, 나아가서 패혈증(sepsis)등의 병이 겹쳐서 당 수치가 치솟고 심한 탈수현상을 초래하는 바, 병의 악화되는 진행과정에서 환자 스스로가 탈수상태를 극복하지 못했던 경우가 대부분이라 판단된다.

탈수상태가 더 악화되고 방치되거나 적절한 수액치료가 이루어 지지 않으면 저혈압, 쇼크로 진행되어서 위험한 상황이 초래될 수 있다.

치료는 역시나 탈수교정이 최우선이다. 다른 수액들 보다는 혈관 내 볼륨(Intravascular volume)을 어느 정도 유효하게 증가시킬 수 있는 생리식염수를 다량 적절히 빠른 속도로 주입을 하여야 한다. 이 때 고령의 심폐기능이 떨어진 환자들이 대부분이므로 심장모니터링을 하면서 신중을 기한다. 적절한 조직의 관류(organ perfusion)의 상태는 시간당 소변이 적절히 배출되고 있는지를 관찰함으로써 침습적인 시술(중심정맥삽관, Central venous line insertion) 등을 하지 않아도 어느 정도 객관적으로 알 수 있다.

전해질 교정에 신경을 쓰고, 충분한 혈관 내 볼륨(Intravascular volume)을 어느 정도 교정한 후에는 치솟은 혈당을 교정하기 위해서 인슐린을 투여하도록 한다.

알코올 관련 질환

급성 및 만성 알코올 중독은 적지 않은 응급질환과 각종 외상과 연관되는 수가 많다. 급성의 경우 흥분, 심박항진, 환청 등의 정신장애가 올 수 있으므로 필요한 경우에는 물리적(사지억제) 및 화학적(약물) 억제 수단을 강구하여 환자는 물론이거니와 의료진들을 보호해야 한다. 만성알코올 중독자의 금단과 관련된 주요 응급질환은 심한 경우 생명 위협적일 수가 있다. 또한 만취상태에서의 길거리, 구급차 안, 구치소 안, 심지어 응급실 안에서까지 휘젓는 팔다리, 심한 폭언과 욕설에 대해서 상대방(가족, 구급대원, 경찰관, 응급실 의료인 및 행정직원 등)에게 적극성이 다소 떨어진 거부반응이나 외면으로 받아들여 질 때 혹시라도 환자가 지니고 있을 중증질환(심근경색, 복강 내 주요외상, 뇌출혈 등)에 대한 대처가 적절히 신속하게 이루어지기는 참으로 어렵다. 환자가 지금 자는 것이 술에 취해서 인지, 의식이 떨어져서 그런 것인지 술에 대한 선입관을 버리고 가까이서 지켜봐야 할 것이다.

1. 알코올성 떨림(Alcoholic Tremulousness)

만성 알코올 중독 환자에서 흔히 볼 수 있다. 최종 알코올 섭취 후 약 6-12시간 사이에 나타나는 일종의 금단증세이며 임상적 특징은 교감신경계나 갑상선 항진증세와 유사하다. 즉, 혈압과 맥박이 올라가고 양손의 떨림증상이 생길 수 있다. 흔히 환자 스스로가 알코올 섭취로 자가 치유하고, 이 환자군은 약 1-5%에서 진전섬망(떨림섬망, delirium tremens, DT)으로 진행가능하다.

2. 알코올성 환상(Alcoholic Hallucinosis)

알코올 금단 24-48시간 후에 발생하고, 만성 알코올 중독환자가 알코올 금단 시에 약 25%의 환자에서 나타난다. 특이한 증세로는 사물을 보고 잘못 인식하는 경우가 가장 많다. 환청도 가끔 나타나는데 자연에서 오는 위협현상으로 보통 느껴지며 그 자체는 양성으로, 진전섬망(DT)으로 발전하는 예는 드물다.

3. 알코올 금단 발작(Alcoholic withdrawal Seizure)

금단 후 24-48시간 사이에 주로 나타나고 일반적으로 지속적이 아닌 강직간대 발작(tonic clonic seizure)으로서 1-6회의 발작으로 나타나며 간헐적이다. 알코올 금단발작은 약 3%에서 간질 지속상태(status epilepticus)로 진행 될 수 있다. 3-20%에서는 국소적(focal)발작으로도 온다. 바르게 치료하지 않으면 진전섬망(DT)으로 진행할 수 있다.

4. 진전섬망(Delirium Tremens, DT(alcohol withdrawal delirium))

진전섬망(DT)은 내과적 응급 질환이다. 알코올관련 환자에서 치료의 중요한 목표 중 하나는 합병증을 사전 예방하는 것이다. 그 이유는 치료하지 않은 DT의 치사율이 15-20%까지 이르기 때문이며, 적절한 치료로서 이를 5%까지 감소시킬 수 있다.

DT는 만성 알코올중독자의 약 1-5%에서 발생하고, 이의 예방적 치료에 가장 중요한 것은 진정 수면제(벤조디아제핀, benzodiazepine 혹은 바르비투르산염, barbiturate)의 사용과 탈수의 치료 그리고 마그네슘황산염(magnesium sulfate, MgSO4), 여러 가지 비타민(Vitamins), 무기물질 및 포도당 등의 영양치료(이른바, 알코올 칵테일, alcohol cocktail)를 적시에 적절하게 시행해야 한다는 것이다.

DT의 주 증세로는 정신혼돈(confusion)과 경련(tremor), 과민반응(hyperactivity), 환시(흔히 뱀, 벌레 등이 기어가는 것처럼 느낌), 교감신경 자극증세, 발한, 탈수, 전해질 장애(특히 저칼륨혈증, 저마그네슘혈증), 발작 및 심장 순환기 장애 등이 있다. 활력징후는 교감신경 자극상태, 즉 혈압과 맥박, 호흡 및 체온 등이 모두 상승한다. 때로는 병원에 다른 질환이나 외상으로 입원하고 있던 환자들 중 알코올 금단증세(입원으로 인해서 매일까지 섭취하던 술을 며칠간 먹지 못해서)가 생기는 경우도 있다.

만일 DT로 의심되는 환자가 저혈압을 동반했다면 탈수를 의심해야 하고, 서맥(bradycardia)이나 환기 상태가 감소되어 있다면 진정제의 과량 투여나 뇌압 항진을 일으키는 병변을 의심해야 하며, 저체온증이 있으면 패혈증(특히 그람음성균)이나 중추신경계의 외상 혹은 베르니케뇌증(Wernicke encephalopathy)을 생각해 보아야 할 것이다.

DT의 가장 많은 사망원인은 과도한 진정작용에서 오는 이차적인 흡인성 폐렴(aspiration pneumonia) 및 호흡정지 그리고 부정맥의 발현이다. 전해질 장애로 인해서 또한 심장부정맥과 발작(특히 magnesium부족)을 초래할 수 있다. 이외에도 만성 알코올 중독환자들에서는 자주 병력이 확실치 않은 외상으로 인해서 경막하 혈종, 뇌막염, 장출혈, 패혈증, 간성 혼수, 췌장염 등 여러 질환이 합병될 수 있고, 이때에는 치사율이 단순 DT의 15-20%에서 50% 이상으로 증가할 수 있으므로 주요 진단의 감별에 주의하여야 한다.

예전에 어떤 DT환자가 침대에서 혼자 내려오더니, 응급실 출입문으로 가지 않고 응급실 안의 큰 기둥을 향해서 걸어가고 있는 것을 목격하였다. 기둥까지 가서는 자기 몸도 제대로 못 가누면서 벽을 타고 올라가려는 듯한 자세를 취하고 있었다. 그러다가 목이 뒤로 젖혀지면서 넘어지려는 찰라 달려가서 가까스로 붙잡아서 일으켜 세우고, 물어 보았다. 어디 가시려 합니까? '서문시장에요.' 거기 가서 뭐 하시려고요. '뭐 하긴, 한잔해야지.' 온전한 정신이 아닌 행동을 어느 순간에 발생시킬지 모르는 진단명들이 여러 가지 있는 데, 그 중 하나가 DT이다. 필요한 경우에는 반드시 억제를 하든가 약물치료로 진정을 시켜야 한다.

알코올케톤산증(Alcoholic Ketoacidosis, AKA)

매일 같이 아니 1년 내내 술을 먹는 사람들이 꽤나 있다. 물론 중간 중간에 해장도 하고 식사도 하고 하지만, 지나치게 되면 주객이 전도되어서 술이 주가 되고 밥이 부나 객이 되는 사태가 발생한다. 어느 인터넷 강의에서 어떤 분이 환장(換腸)의 반대말이 해장(解腸)이라고 하는 것을 본적이 있다. 엄청 과음을 한 다음날에 속도 불편하고 머리도 아프고 한 것이 '환장 하겠네' 라는 표현이 적절할 수도 있겠다. 그것을 다시 정상적으로 풀어 주는 것이 해장이라는 것이다. 단어 자체는 장(腸)에 대해 국한 되어 있으나 몸 전체와 정신까지 맑아지는 기분을 주므로, 확대 해석해도 될 성 싶다.

술을 먹고 식사를 하고, 과음을 하고, 해장을 하고 또 며칠 쉬고 이렇게 지내는 것이 보통 사람들에게 크게 응급실에 바로 올 정도의 급성 질환을 일으키지는 않는다. 문제는 어떠한 이유인지는 개인 사정이겠지만, 1주일 내내 식사를 하지 않고 빈 소주병이 방에 수십 병이 있으면서 널 부러져 의식 없이 누워 있는 것을 가족이나 친구 또는 집주인이 보고, 상태의 중대함을 인지하여 응급실에 데리고 왔을 때, 거의 최근의 병력을 들어 보아서 알코올케톤산증이란 진단은 확실해 진다. 물론 그 환자입장에서는 방에서 자다가 평소처럼 억지로 일어나서 해장을 한 후, 다시 몸을 회복하였던 경우들이 흔히 있었을 터이다. 하지만 저자는 응급실에서 이런 부류의 환자들이 간혹 심장이 정지된 상태 또는 그 직전(pH가 6.8에서 6.9에 이를 정도의 아주 심한 대사성 산증)에 이르러서 들어오는 경우를 드물지 않게 만난다. 따라서 이런 분들에게는 평소보다 응급실에서의 심한 해장(解腸)(포도당생리식염수에 티아민, 복합비타민, 마그네슘을 혼합, 중탄산나트륨 투여, 전해질교정 등) 치료가 필요하다.

만성 음주로 인해서 간 질환이나 췌장염을 동반한 분들이 흔히 있으며, 또한 기존 당뇨병의 유무에 관계없이 혈당이 함께 올라가 있는 경우를 흔히 본다. 그래서 AKA인지 DKA(Diabetic Ketoacidosis)인지 간혹 구분이 어려울 때가 있다. 왜냐하면 올라간 당수치 정도와 산증(acidosis)이 함께 나타나기 때문이다. 이런 경우 만일 병력에서 우선 확실히 구분이 되면 거의 문제가 되지 않지만 병력 또한 불확실 할 경우가 있다. 이때는 케톤의 변화에 유의해야 한다. DKA 나 AKA 모두 진단명에서 보듯이 케톤에 의한 산증으로 체내에 케톤이 상당히 증가되어 있다. 그러나 양쪽 질환의 케톤의 종류에 따른 분포양이 틀린다. 일반적으로 체내의 케톤은 베타-히드록시부틸산(β-hydroxybutyrate, βHB)과 아세토아세트산(acetoacetate)이다. 정상적으로 베타-히드록시부틸산(β-hydroxybutyrate)과 아세토아세트산(acetoacetate)은 1 : 1 의 비율로 존재하며 βHB가 조효소(NAD, Nicotin amide Adenine Dinucleotide)에 의해 아세토아세트산으로, 그리고 아세톤으로, 마지막으로 소변으로 빠져나가게 된다.

하지만 AKA의 병적인 상태(영양부족으로 NAD의 고갈, 크렙스회로(Krebs cycle)작용의 억제)로 인해서 이 과정을 거치지 못하고 βHB가 증가(7:1정도로 βHB가 우세)하게 된다. 따라서 일반 병원에서의 아세투아세트산을 검출하는 니트로푸루시드(nitroprusside)검사에서는 음성이 나올 수가 있다. 치료과정에서 충분한 영양섭취(NAD 조효소의 회복)가 이루어지면 βHB가 아세토아세트산으로 전환되어서 드디어 니트로푸루시드(nitroprusside)검사에서 양성으로 나오게 된다.

즉, 다시 말하면 응급실 내원 시에 비록 몸속에 케톤은 증가되어 있는 상태이나 검사에서는 음성으로 보여 졌다가 충분한 응급실에서의 해장(解腸)이 이루어 진 후 양성으로 나타난다는 것이다. 이것이 AKA의 진단 겸 환자상태의 호전에 대한 증거가 될 수 있으며, DKA는 오히려 반대로 처음 양성소견에서 인슐린 치료 후 음성으로 변화되므로, 내원초기와 치료 후의 양상을 보기 위해서는 케톤 검사를 내원초기에 반드시 해 놓아야 하겠다.

구토(vomiting, emesis)

복통과 구토 중에 어느 것이 관련 질환들이 많을까, 복통은 몇 가지 경우를 제외하고는 거의 모두 배 속의 원인으로 인한 결과이고 구토는 팔, 다리 빼고는 온 몸의 주요 질환들이 모두 구토를 일으킬 수 있다.

부위별 원인을 나열해 보면 머리(편두통, 뇌압을 상승시키는 뇌종양, 뇌출혈, 고혈압뇌병증[hypertensive encephalopathy] 등), 눈(녹내장), 귀(전정신경염[vestibular neuritis], 양성발작성체위현기증[BPPV, Benign paroxysmal positional vertigo]), 가슴(위식도역류[gastroesophageal reflux], 심근경색), 배(장중첩증, 탈장, 수술 후 유착 등에 의한 장폐쇄, 소화성궤양, 담석, 담낭염, 급성췌장염, 간염, 요로결석, 신우신염, 임신, 골반염, 식중독, 충수돌기염) 등으로 나누어 볼 수 있으나 언급한 질환들은 다소 흔한 질환들이며, 이 외에도 각 신체부위마다 수많은 구토 유발 원인 질환들이 있으며, 또한 내분비 대사질환(당뇨병케톤산증, 알코올케톤산증 등), 약물중독(아세트아미노펜, 버섯, 아스피린, 유기인계 살충제 등)등에 의해서도 구토가 유발 될 수 있다.

위(stomach)에 상한 음식이나 과도한 알코올 등이 들어오거나 목젖이나 인두, 후두 부위를 자극하면 구토중추(vomiting center)인 연수(medulla)를 자극하여 구토를 유발할 수 있다.

구토중추인 연수(medulla)에서 느끼게 하는 자극(구심성)과 구토를 성사시키게 하는 행위(원심성)로 구분하면, 구심성 자극에는 크게 세 가지로 나누어서 대뇌피질의 자극에 의한 경우, 화학수용체 유발(chemoreceptor trigger), 그리고 위장관을 포함한 미주신경의 자극에 의한 경우이며, 원심성의 행위는 미주신경, 횡격막신경, 교감신경을 통해서 하부 식도괄약근(esophageal sphincter)의 이완이 일어나고 횡격막과 복근의 경련성 수축에 의해서 복강과 흉강내압이 증가되어서 위 내용물이 입 바깥으로 튀어나오게 되는 것이다.

구토의 결과가 위와 식도를 통해서 바깥으로 토물을 배출하지만, 위와 식도 이외의 원인이 되는 중요한 질환들이 많이 있다는 것을 알아두어야 하겠다.

예전에 의과대학에 다닐 무렵 선배와 중국집에서 짬뽕을 두 그릇을 주문했는데, 한꺼번에 가져오지 않고 한 그릇이 먼저 나와서 형님 먼저, 아우 먼저 하던 중 두 번 째 그릇이 나올 때쯤 아우먼저에 걸려서 처음 그릇이 내 차지가 되었다. 배가 워낙 고파서 면을 다 먹고 국물을 쭈-욱 마시려는 데, 새우는 아닌 것 같고 어릴 때 시골에서 자주 먹던 메뚜기 같은 것이 눈에 띄어서 먹을까 말까 하다가, 혹시나 싶어서 사장님께 '이건 뭡니까?' 하니, 사장님께서 하시는 말씀이 '어허 귀뚜라미가 왜 여기 들어갔지?' 이 소리를 듣고 실컨 다 먹고 국물만 남겨놓은 억울한(아우 먼저에 걸려서) 나는 가만히 있는 데, 앞에 앉은 선배가 헛구역을 하고 있었다.

위를 포함한 몸 어디에도 특정한 질환이 없으며, 또한 위 안에 전혀 음식물이 없음에도 불구하고 구역(nausea)과 헛구역(retching) 등이 일어 날 수 있는 것을 보면 주위 환경과 개인의 성격, 스트레스 등의 심리적인 경향이 다분히 있다고 볼 수 있다.

구토의 원인을 찾는 과정을 계속하면서 문제는 지금상황의 응급한 정도를 감별하는 것이 중요하다. 다시 말해 수술이 필요한 상황인지, 혈압을 낮추어 주어야 할지, 탈수교정을 해 주어야 하는지, 해독제(antidote)를 투여해야 하는 상황인지, 항생제를 조기에 투여해야 할지, 금식을 시켜야 할지, 추가적인 영상검사나 혈액검사를 해야 할지 등이 동시에 이루어 져야 하겠다.

음식물섭취에 대한 병력과 함께 당뇨병, 고혈압 등에 대한 문진, 그리고 구토와 동반된 증상이나 징후들을 가늠하여 주요 의심되는 질환들에 대한 실마리를 찾아 나가도록 한다. 열이나 두통의 유무, 혈압상승, 설사, 어지러움, 구토물 속의 혈흔의 유무, 복통, 흉통, 방사통의 유무, 황달의 존재(피부, 결막), 복부팽만, 종괴(mass) 유무를 조사하고, 가임기 여성에서는 필요한 경우 임신반응검사를 하도록 한다.

상부 위장 출혈(Upper gastrointestinal bleeding)

토혈(hematemesis)이나 붉은 혈변(hematochezia), 검은 혈변(melena) 또는 직장 검사 등을 통해서 출혈의 유무를 직, 간접적으로 인지할 수 있다. 또한 어지럼증이나 보통 때 느끼지 못하던 일상생활에서의 숨이 찬 증상, 혈액검사상의 혈색소 수치 감소 등의 간접적인 정황으로 출혈의 가능성을 의심할 수도 있다.

병력 청취에서 복통이나 식사 전 후의 속 쓰림 증상 등이 있어서 소화성 궤양으로 인한 출혈의 가능성을 염두에 두고 비 위관(Nasogastric tube, NG tube)의 삽입으로 출혈유무나 흔적을 확인할 수가 있다. 간경화와 동반한 식도정맥류의 병력을 확인하고 이로 인한 출혈로 진행되었을 때의 임상경과에 대한 위급한 정도를 짐작하여 사전에 대비할 수도 있다.

그 외 위장관 출혈을 암시 할 수 있는 증세로 저혈압(출혈 초기에는 흔하지 않음), 허약감, 빈맥, 혼돈(confusion), 협심증, 실신(syncope), 심정지 등이 직, 간접적인 인과 관계가 될 수 있다. 다른 응급질환에서와 같이 병력, 이학적 검사 및 진단과 치료가 동시에 이뤄져야 하고, 소생술과 환자의 안정화에 대한 술기가 절실히 요구된다. 술기 시에는 감염에 대한 주의사항과 진정작용에 대한 부작용 등을 염두에 두고 실시하도록 한다.

상부 위장 출혈의 가장 많은 원인중의 하나는 바로 위나 십이지장을 포함하는 소화성 궤양(peptic ulcer)으로 인한 것이다.

주의 깊게 얻은 병력은 흔히 출혈의 원인이나 부위를 의심할 수 있게 해준다. 최근 체중감소 및 배변 습관의 변화는 악성종양의 증세일 수 있으며, 간질환이나 위장 질환이 없었으며 최근 속 쓰림 등의 복부증세 또한 없이 수일 이내의 알코올 섭취 후 몇 차례의 구토나 구역 후에 잇따라 오는 토혈은 말로리-바이스 증후군(Mallory-Weiss syndrome)을 암시할 수 있는 데, 응급실에서 드물지 않게 볼 수 있으며, 알코올 남용자에서 빈번한 위장출혈의 원인이 될 수 있다.

종적(longitudinal)인 식도점막의 열상으로 나타나고 식도와 위 들문(cardia)의 경계(gasto-esophageal junction)에서 식도부위에 열상이 주로 이루어진다. 또한 위장출혈의 원인으로 간경화로 인한 간 문맥(portal vein)압의 상승에서 오는 식도하부의 정맥류(varix) 파열이 많으며, 이는 흔히 중한 생명 위협적인 출혈을 야기할 수 있으며 간성 뇌병증(hepatic encephalopathy)의 중요한 원인이 될 수도 있다. 여기서 주의할 것은 비록 간경화환자들에게서 식도 정맥류가 많지만 토혈 당시의 출혈의 원인이 새로이 생긴 소화성 궤양에 의한 것일 수 있으며 존재하는 정맥류가 원인이 아닌 경우가 많다는 것이다. 위장출혈 환자에서 빼어놓을 수 없는 병력은 약물복용에 관한 것이다. 알코올, 살리실산염(salicylate), 코르티코스테로이드(corticosteroid), 비스테로이드항염증제(nonsteroidal antiinflammatory drug, NSAID) 및 항응고제(anticoagulant) 등은 미란성 위염 및 식도염(erosive gastritis & esophagitis)등을 일으킬 수 있으며 위장출혈의 주요 원인이 될 수 있다.

철분제(iron)가 포함된 약을 복용한 사람의 대변이 검게 보이는 경우가 있는데, 이를 출혈로 오인해서는 안 되겠다. 다른 한 가지 중요한 원인으로는 대동맥이식(aorta graft) 수술 후 합병증으로 올 수 있는 대동맥장관루(aortoenteric fistula)로 인한 출혈이다. 이에 대한 오진은 생명 손실로 직결되기 쉽다. 따라서 병력에서 대동맥이식(aorta graft)의 수술을 받은 환자에서 위장출혈이 의심되는 환자는 반드시 CT의 확인이 필요하다.

40대 중반의 여자가 대변으로 붉은 피가 흘러나와서 내원 하였는데, 평소 보아왔던 혈변을 호소하던 환자들 보다 빠른 속도의 출혈과 함께 혈변 양도 꽤 많아 보였다. 이상하게도 수혈을 웬만큼 하고 또 관찰하였지만, 흘러나오는 속도가 자궁경부나 질에서 나오는 것과 비등할 정도로 상당히 많은 양이었다. 마침 과거력에 대동맥장관루의 병력이 보였다. 보통의 일반적인 혈변배설(hematochezia)과는 분명히 다르고 대처가 늦어지면 매우 치명적이다.

피부상태를 면밀히 관찰하면 제한적으로 중요한 정보를 제공받을 수 있는 경우가 많다. 위장 출혈로 인하거나 그 외 다른 혈량의 감소로 오는 쇼크에서는 피부가 창백하고, 차고 끈적끈적하며 습기가 있어 보인다. 상당히 진전된 간질환 환자에서는 거미모양의 혈관종(spider angioma), 손바닥홍반(palmar erythema), 황달, 여성형유방증(gynecomastia), 배꼽 근처 피부정맥류(caput medusa) 등의 형태를 보고 질환을 의심하고 쇼크와 관련되어 간질환과 함께 식도정맥류에 의한 파열 등을 염두에 두어서 치료에 대한 실마리를 찾을 수도 있다. 피부에 보이는 점상출혈이나 자반 등은 응고장애 상태를 암시해 줄 수 있다.

간혹 비출혈(코피)이나 인두부 출혈이 위산에 닿아 커피색 구토물이나 혈변의 형태로 나타날 수가 있으니 감별에 주의를 요한다. 출혈환자의 복부검진에서는 압통의 유무나, 종괴(mass), 복수 및 기관 비대(organomegaly) 등의 증거를 찾아야 하고, 반드시 직장 검사를 하여 출혈의 유무 및 변의 색깔 그리고 종괴(mass)의 유무 등을 확인해야 한다. 출혈의 증거가 전혀 없어 보이면서 혈색소가 정상수치보다 한참 감소하여 심한 빈혈로 오는 경우는 오랜 기간 동안 여러 가지 이유로 음식섭취를 제대로 하지 못한 경우(poor oral intake), 철 결핍성 빈혈, 오래된 치핵(hemorrhoid)이 있는 경우 등에서 볼 수 있는데, 이 분들은 장기간에 걸쳐서 서서히 진행이 되어왔기 때문에 엄청나게 정상 이하로 감소한 혈색소 수치(예를 들어, Hb 4 또는 5)임에도 불구하고 다소 창백해 보이기는 하나 가벼운 어지럼증, 보통이상의 활동 때에만 보이는 숨찬 증세 등만 호소하고 혈압 또한 정상으로 나타날 수 있으므로 매우 주의를 요한다.

상당히 진행된 출혈성 쇼크환자나 대량출혈환자의 활력 징후에서는 분명한 저혈압 및 빈맥의 소견을 볼 수 있으나, 출혈초기에는 단순히 맥압(pulse pressure)(수축기 혈압 - 이완기 혈압)만 좁아지거나 빈호흡 및 피부의 창백현상 정도만이 나타나서 신경을 쓰지 않으면 이 시기를 놓치는 수가 많다. 이러한 경우는 경사반응(tilt test)을 진단에 이용해 볼 수 있다. 이 검사는 환자를 눕혔다가 앉도록 할 때 혈압이 현저히(보통 수축기혈압 10mmHg 이상) 하강하거나 혹은 어지러움을 느낄 때 이를 양성으로 판단하여 환자의 혈액량이 감소된 것을 지레 짐작할 수 있다. 위궤양이나 식도 정맥류(varix)의 출혈은 흔히 대량의 출혈을 야기하여 불안정한 활력 징후를 갖는 경우가 허다하므로 응급치료가 요구된다.

쇼크 지수(shock index)라 해서 맥박/수축기 혈압으로 계산을 하는데, 혈압이 정상적으로 보통 120/80, 맥박이 70-80 정도라고 보면, 어림잡아도 정상이 0.7 이하 정도가 되어야 하며, 혈압이 떨어지는 방향으로 진행되는 쇼크 상황의 경우에는 혈압이 떨어지고 보상적으로 맥박이 올라가서 쇼크 지수가 1이상이 될 것이고, 점점 더 악화 되는 상황에서는 1에서 점점 더 커지는 방향으로 갈 것이다. 혈압이 감소되는 경우를 쇼크라고 무조건 단정 지을 수는 없지만,

이런 쇼크 지수가 1이상이면서 병력 상 출혈이 의심되는 소견이 보이면 어느 정도 급한 상황이라고 여겨질 수 있다. 이때는 필요한 경우 수액투여와 함께 수혈을 실시해야 하며, A, B, C와 함께 쇼크 지수를 낮추는 방향의 치료가 이루어 져야 한다.

내시경 시술은 출혈부위의 유무 확인과 함께 필요한 경우 시술 중에 고무줄 묶음(밴드결찰)이나 클리핑(clipping), 에피네프린 점막 하 주입 등의 지혈을 바로 시행할 수 있으며, 악성 궤양이나 암종이 의심되는 경우에는 조직검사를 시행해 둘 수 있다. 쇼크 지수(shock index)가 감소하지 않으면, 야간이나 새벽의 경우에라도 내시경 적 중재시술이 필요할 수도 있다.

식중독(Food poisoning)

중소병원에서 근무하고 있을 때의 일이다. 2층에서 어떤 시술을 하고 있던 중에 응급실에서 인턴 선생님으로 부터 연락이 왔다. 뭔지 잘 모르겠다고 좀 봐 달라고 해서 내려가니 9세 된 여아를 데리고 엄마와 아빠가 찾아 왔다. 딸은 구토증상이 있었는데, 마침 함께 온 엄마도 비슷한 증상을 호소한다. 음, 식중독으로 의심을 하려니, 오늘, 어제 또는 이틀 안에 본인들이 생각하기에 특별한 것을 먹었다거나, 상한 음식을 먹은 적이 절대로 없다고 한다.

참, 이상하다. 식중독 이외에는 생각할 것이 없는 데, 병력을 물어보고, 진찰을 하면서, 이 가족들에게서 이상한 점을 발견했다. 세 사람 모두의 눈꺼풀(eyelid)이 어디서 많이 본 듯한 모습이다. 그렇다. 80년대의 유명한 고행석 화백의 만화 주인공인 구영탄을 꼭 닮았다. 반쯤 게슴츠레하게 자는 듯, 마는 듯 주인공의 모습과 엄마, 아빠, 딸이 거의 흡사한 인상을 주고 있다. 주인공처럼 모두 말도 행동도 느릿느릿하며 진단을 제대로 못 내리고 있는 나를 포함한 의료진에 대해서 그렇게 걱정스러워 하는 것 같지 않았다. 아침에 부부싸움을 했나? 가족 서로 간에 말도 잘 안한다. 별로 얻을 수 있는 정보가 없다.

어쩌지 하는 순간, 아차! 엄마, 아빠가 서로 간에 구영탄의 눈꺼풀처럼 닮는다는 것은 유전적으로 생각할 일이 아니므로 절대로 있을 수 없는 일이고, 아무리 생각해도 이번 일은 식중독으로 시작을 했고, 눈꺼풀과 관련한 신경에 손상을 주었을 것이다.(진즉에 가족들 서로 간에 비치는 상대방의 눈의 모습이 정상적이지 못하다고 얘기를 했더라면, 가족이니까 참 얼굴 생김이 비슷하구나 하고 어리석은(?) 오해를 하지 않았을 텐데)

아무튼, 먹은 것 때문에 그런 것 같기는 한 데, 다시 한 번 물어 보았다. 정말 특별히 먹은 것이 아무것도 없냐고? 절대 없다고 다시 강조하면서, 3일 전인가 찜질방에서 소시지인가 햄인가를 먹은 적이 있다고 별 대수롭지 않게 얘기한다. 이때까지도 사실 한 번도 보지 못한 보툴리누스중독(botulism)을 바로 생각하지 못했다. 대학병원 신경과 후배에게 직접 전화를 해서 즉시 전원을 시켰다.

그 후 잊고 있다가 2주 쯤 뒤에 환자들에 대한 소식을 들었다. 눈꺼풀이 처진(안검하수, ptosis) 것 이외에는 그런대로 괜찮아 보였던 가족들이 깜짝 놀랄 임상경과를 겪은 후였다. 엄마와 딸은 하지에서부터 시작되어 상지로 이어지는 근력의 약화가 발생하고, 또한 호흡장애까지 와서 기관 내 삽관 후 중환자실에서 인공호흡기 치료를 받았었고, 보호자로 보냈던 아빠 또한 후에 근력약화 및 경미한 호흡곤란 증세와 함께 여러 가지 신경학적 증후를 보였다고 한다. 당시 이 가족들의 경우가 음식물로 인해서 발생한 보툴리누스중독(botulism)의 국내 첫 사례로 보고 되었다.

주위에서 우리가 보는 식중독들은 워낙 흔하고, 그 증상 또한 복통, 구토, 열, 설사, 탈수 등 개인 또는 원인에 따라서 다양하게 나타나며, 그 원인 또한 세균으로 인한 독소부터 시작해서, 세균자체로 인한 것, 여러 가지 바이러스로 인한 것 등이 있고 그 세균이나 바이러스의 종류 또한 상당수에 이르며, 그 외 버섯류, 복어 등에 의해서도 식중독을 일으키는 경우를 흔히 본다.

음식물 섭취 후의 식중독의 발현시기 또한 짧게는 수 시간에서부터 길게는 상기의 증례처럼 수일 후에 나타날 수도 있으며, 보통 보는 위장 증세 이외의 신경학적 이상 증세가 우세한 경우에는 식중독을 간과할 수 있기 때문에 주의를 요한다.

갖가지 여러 원인 균이나 독소, 바이러스, 버섯류 등에 대한 특이한 치료가 필요한 경우도 있지만 대부분의 경우, 경과 및 예후가 경한 식중독은 비록 급성기 때의 복통이나 구토, 설사 등의 증세가 개개인의 경우에 따라서는 다소 힘들어 보일 지라도 탈수교정이나 증상치료 및 일정기간 금식 등으로 대부분 별 후유증 없이 수일 이내에 치유 된다.

쇼크(shock)

응급구조사 제도가 완전히 정착되기 전의 전공의 시절의 얘기이다. 그날의 응급실은 여느 때와는 달리 응급실 안이 그렇게 분비지 않았고 공간의 여유와 함께 시골의 마실 처럼 햇볕이 창틀사이로 들어오는 평화스러운 오후 녘이었다.

그런데, 오랜만의 그 고요한 정적을 깨고 구급대원 한 분이 침대에 환자를 앉힌 채(눕히지 않고) 응급실 안으로 빠르게 들어오고(아니 돌진하고) 있었다. '쇼크'라고 외치면서... 지금까지 '심정지'라 하면서 환자를 몰고 들이 닥치는 것은 가끔 보았지만, 쇼크라고 진단을 미리 내린다는 것은, 그것도 앉아서 빤히 쳐다보는 의식이 있어 보이는 저 환자를, 음 상당히 고수가 아니라면 환자의 증상과 징후에 대해서 오해를 하고 있는 것이 분명하다. 한데 이분이 침대를 응급실 중간에 가만히 세워 두지 않으시고 환자를 앉힌 침대를 이리고 갔다가 저리로 갔다가 하면서 빨리 봐 달라고 연신 '쇼크'라는 말을 되풀이 한다. 구급대원이 보기에는 환자가 본인이 생각하는 어떠한 쇼크라는 범주에 분명히 있었던 모양이다. 여하튼 구급대원부터 겨우 진정을 시키고, 침대를 적절한 곳에 정지시켜서 환자를 진찰하였다. 다행히도(!) 예상한대로 쇼크는 아니었다. 구급대원이 현장에서 직접 혈압을 재어 보니 본인 생각에 낮게 측정되어서 구급대원의 경험이 많지 않아 잠시 놀랐었고 진정이 안 되었던 모양이다.

평소 어떠한 증상이 없이 아주 정상적으로 생활하는 사람들 중에는 혈압이나 맥박이 우리가 생각하는 120/80, 70-80회 정도의 수치보다 낮은 100/80, 50회 등이면서 보통사람들 보다도 너 건강한 사람들을 주위에서 많이 본다. 외상이나 위장질환으로 인한 출혈 등이 원인이 되어서, 아니면 심장이 원인이 되어서, 몸 안의 어딘가에 감염이 되어 그것이 혈액을 타고 다른 장기에 영향을 주는 패혈증이 아닌 바에는, 우리가 정상으로 생각하는 120/80, 70-80회 보다 더 나쁠 것이 없으며, 오히려 고령으로 갈수록 혈압이 높아지고 심장리듬의 변화와 함께 심박동수가 다소 빨라지는 경향을 생각하면, 슬로우 푸드(slow food)처럼 몸과 함께 심장의 빠르기도 천천히, 낮게 진행(나이를 먹는다)한다고 생각해 보면 오히려 그것이 더 건강하다고 얘기할 수도 있겠다.

다시 앞의 상황으로 돌아가서, 혈압이 설령 낮게 측정이 되었다 하더라도(정확하게 측정이 이루어 졌다고 가정할 때) 그것이 쇼크일 가능성은 높지만, 모두 다 반드시 쇼크라고 단정 짓지는 못하며, 거꾸로 혈압이 정상으로 보인다고 해서 쇼크가 아니라고 또한 할 수 없다. 평소 고혈압을 가진 환자가 150/90으로 혈압조절이 잘 이루어 지지 않고 있었는데, 응급실에 내원시에 120/80이면서 어지러운 증상을 호소한다면 이분은 정상 혈압처럼 보이지만 쇼크의 진단으로 이어질 수도 있는 것이다.

혈압은 환자 몸속의 현재 기능(세포, 조직, 기관 등) 상태를 겉으로 표현해주는 대변인 격으로 설명할 수 있다. 몸속의 기능이 모두 정상적인 경우에는 혈압이 또한 정상적으로 나타나지만, 혈압이 정상이라 해서 몸속이 모두 정상이라고 할 수 없다. 생체 징후를 볼 수 있는 여러 가지 중 단지 한 가지 방법이고 참고사항일 뿐이다.

쇼크라 함은 세포나 조직의 수준에서 살펴보아야 한다. 우리의 몸은 수많은 조직, 그리고 그 보다 더 작은 수많은 세포들로 이루어져 있다. 그 세포, 조직에서 필요한 산소 수요를 어떠한 이유로 공급이 맞추어 주지 못할 때 이를 쇼크라 하며, 간 부전, 신부전과 같이 순환 부전이라는 말을 쓰기도 한다.

특정한 조직 한두 군데에만 산소가 수요를 맞추어 주지 못하면 허혈이나 경색의 형태로 몸의 일부에서만(뇌, 심장, 콩팥, 창자 등) 문제를 일으키지만, 몸 전체의 조직의 관류가 떨어지는 상황과 함께 대사성 산증(산소이용결핍으로 인한 젖산 축적)이 연이어 나타나서 쇼크의 결과로 초래될 수 있는 것이다.

쇼크는 다음의 몇 가지로 나누어 볼 수 있다.

1) 저 혈량성 쇼크

: 외상 또는 내부원인에 의한 출혈, 구토, 설사 등의 심한 탈수에 의한 부적절한 혈액량

2) 심장의 원인으로 인한 쇼크

: 갖가지 부정맥, 심부전, 심근경색 등이 원인이 되는 부적절한 심장펌프 기능

3) 분포성 쇼크

: 말초혈관의 확장을 일으켜서 중심혈액(심장이나 뇌로 가는)으로 가는 혈류가 상대적으로 감소하는 경우, 아나필락시스나 약물로 인해서, 혹은 뜨거운 사우나나 목욕탕과 같은 곳에 오래 앉아 있다가 쓰러지는 경우의 실신 단계를 넘어서면 쇼크로 진행할 수 있다.

4) 폐쇄성 쇼크

: 심장에서 혈액이 온몸으로 나가는 것을 심장 압전이나 긴장성 기흉 등의 심장 바깥의 외부요인에 의해서 방해받아 펌프기능의 수축력이나 볼륨 양이 감소하는 경우

폐와 심장에서 공급되는 산소가 결국 저 멀리 있는 조직, 세포까지 운반이 되어야 하는데, 산소의 공급이 세포가 원하는 수요를 충족시켜주지 못하면 첫 번째로 몸이 표현하는 거시적인 보상기전은 심장박출량(cardiac output)을 증가시키게 된다. 즉, 맥박이 빨리 뛰게 된다. 그러나 평소 혈압약을 복용하는 사람들은 정상맥박을 보일 수도 있으며, 처해진 환자의 상황(땡볕, 사우나, 욕조 등)에서 환자에게 직, 간접적으로 좋지 않은 영향을 줄 수 있다.

조직의 산소에 대한 수요와 공급 간의 불균형을 교정하는 이러한 보상기전이 실패하면 혐기성대사가 일어나서 젖산이 생성된다. 이러한 상황이 오래 지속되면 대사성 산증으로 진행되어서 몸 전체에 영향을 주게 된다는 것이다.

쇼크의 치료는 단순히 혈압을 정상으로 돌려놓는 것이 아니다. 쇼크의 치료가 정상적으로 이루어진다면, 물론 혈압 또한 결국에 당연히 정상으로 돌아가

겠지만, 혈압의 정상수치의 회복을 목표로 둔다면, 정상으로 보이는 혈압을 가진 쇼크환자는 그 위험성을 간과하는 우려스러운 상황이 초래 될 수 있다.

모든 쇼크 처치에서 황금시간(Golden hour)을 놓치지 말아야 한다. 조기 진단 및 초기 치료가 대단히 중요하다.

주요 쇼크의 원인들 중에서 심인성과 패혈성 쇼크가 역학적으로, 그리고 경험적으로도 상당히 치사율이 높은 것으로 보여 진다. 그래서 조기 진단과 초기 치료가 그 무엇보다 중요하다고 생각된다.

패혈성 쇼크(septic shock)는 처음에는 어떠한 작은 감염병소에서 시작해서 도미노 효과처럼 세포, 미세 혈관을 거쳐 혈액학적, 그리고 심폐기능 이상을 초래하여 결국에 쇼크 상태를 야기 시킨다. 흔한 감염병소는 폐, 복부, 요로 등으로 인한 경우가 임상에서 많이 보인다.

요로감염, 폐렴, 연조직염(cellulitis), 농양, 몸에 거치한 장치(도뇨관[폴리카테타, foley catheter], 중심정맥라인 등)에 의한 감염원이 혈류로 이동할 수도 있다. 따라서 작은 감염병소의 조기 발견, 그리고 도뇨관 등의 거치에 있어서의 손세척이나 무균시술 등의 비교적 간단한 행위가 조기 진화가 될 수 있으며, 나중에 가래로도 못 막을 것을 사전에 작은 호미로 막을 수 있는 것이다.

심한 패혈증이나 패혈성 쇼크로 인한 치사율의 감소를 위해서는 최선의 혈역학적 목표에 도달하도록 해야 하며 다음과 같은 흐름에 따른 처치가 중요하다.

1) 기도 확보 (Airway keeping, A)

2) 호흡 공급 (Breathing supply, B)

: 적절한 환기를 통해서 저산소증과 pH(hydrogen ion concentration, 수소

이온농도)를 교정하고 전신의 산소 수요와 공급에 대한 불균형의 차를 줄여서 산소소모를 줄인다.

3) 순환 유지 (Circulation maintain, C)

4) 적절한 산소 공급 (Delivery of Oxygen, D)

5) 최종 소생 목표에 도달하도록 계속해서 노력 (End goal of resuscitation, E)

패혈성 쇼크의 치사율이 워낙 높아서 조기발견과 치료가 매우 강조된다. 적절한 치료(항생제 포함)가 제 때 이루어 지지 않으면 비가역적으로 느껴질 만큼 갖가지 모니터 상에 나타나는 주요 파라미터(parameter)들과 그 결과로 보여 지는 생체징후들을 정상 수치로 만들기가 매우 어려워진다.

주요 임상에서 사용하는 심한 패혈증이나 패혈성 쇼크의 치료 알고리듬에는 다음과 같은 것이 있다.

1) 먼저 감염의 원인을 제거한다.

: 혈액배양 후 조기에 광범위의 적절한 항생제를 사용하고, 필요시에는 외과적 수술인 피하절개 배농을 실시한다.

2) 수액공급(preload 유지, 심실을 채워라!)을 충분히 하도록 한다.

C : CVP(Central venous pressure), 중심정맥압을 올린다.

--〉 수액의 선택은 유용성과 함께 비용 - 효과적인 면을 고려해서 선택하고, 중심 정맥압과 함께 적절한 소변량(Urine output)을 유지하도록 한다.

3) 혈관수축작용을 시키는 약물치료(perfusion 유지, 조직관류)를 한다.

M : Mean arterial pressure, 평균 동맥압을 유지한다.

--〉 수액치료에 반응하지 않을 때(또는 중심정맥압이 충분히 올라갔을 때) 말초혈관을 수축시켜서 혈관 내 유효 볼륨(Intravascular volume)을 중

요기관(뇌와 심장)으로 보내기 위해서 사용한다. (도파민, 노르에피네프린 등)

4) 궁극적으로는 조직으로의 적절한 산소운반(Oxygen delivery)이 목적이다.

S : $ScvO_2$ 〉 70% 유지, 우심방으로 돌아오는 정맥혈 산소포화도를 유지한다.

--〉 산소운반에 혈색소(Hemoglobin, Hb)와 심장박출(Cardiac output, C.O.)이 필요하다. 그래서 도부타민을 투여하고, 필요시에는 수혈(Hct 〉 30%)을 해야 한다.

아나필락시스(anaphylaxis, anaphylactic shock)

큰 대학병원이라면 많게는 1주일에 한두 번, 적게는 한달에 한번 이상 영상의학과에서 사진 촬영(특히 조영제를 사용한 CT촬영)을 하던 중 호흡곤란 증세나 혈압이 떨어져서 혹은 청색증이나 의식이 떨어져서 응급실로 환자를 데리고 오는 경우를 흔히 본다. 이런 경우 대부분은 경하게 수 시간 관찰 및 응급치료 후 별 탈 없이 환자나 의료진 모두 새로운 알레르기 반응의 사실을 인지한 후 상황이 종료되지만, 드물게 생명에 위협적인 사태에까지 이르러서 심폐소생술을 실시해야 하는 경우들도 있다. 주요 알레르기로 내원한 상황에서 현재 치료제로 사용하고 있는 항히스타민제(히스타민 차단제 중 H_2-blocker)의 투여 중에 환자의 상태가 오히려 더 악화되어 쇼크 상황이나 심정지 상태로 진행되어 심폐소생술을 실시한 경험이 있으며, 다른 병원에서의 최근 수년 동안의 증례보고 또한 찾아 볼 수 있었다. 따라서 그 어떠한 약물이라도 간과해서는 안 되고 철저한 알레르기 병력청취와 함께 주사 후 모니터링이 필요하다.

아나필락시스는 매우 심하게 몸 전신에 걸쳐 일어나는 과민반응이며, 호흡곤란, 저혈압 등이 동반될 수 있다. 면역글로불린 E에 의존해서 비만세포(mast cell)와 호염기구(basophil)에서 여러 가지 물질들의 분비로 생명위협적인 병태생리를 야기 시킨다.

주의해야 할 아나필락시스가 의심되는 초기 임상적 특징과 주의사항을 알아보자.

1) 약물투여나 영상학적 검사나 시술 중에 호흡과 심폐기능 악화에 대한 주의 관찰을 요한다.
2) 몸 전체, 어디서나 나타날 수 있는 두드러기증상, 혈관부종 현상을 관찰한다.
3) 병력에서 음식물 복용등과 관계없는 비 특이적인 복통, 복부경련, 구토, 오심, 설사 등의 위장증세를 보이기도 하고, 호흡곤란, 콧물, 결막염증세를 나타내기도 한다.
4) 부정맥이나 발한과 저혈압, 실신 등을 보이기도 한다.
5) 특징적인 주요 임상증상으로 간지럽고, 피부가 벌겋게 달아오르며, 두드러기증세를 보일 수 있다.
6) 목에 이물감, 불안, 가벼운 두통과 함께 호흡곤란과 가슴이 쪼이는 듯 증세를 보이기도 한다.

처음에는 경한정도의 일부에 국한된 두드러기 정도에서 어느 순간부터 심한 아나필락시스로 진행되어서 사망을 초래할 수도 있으므로 환자 발생초기의 적절한 조치와 모니터링이 반드시 필요하다.

뇌졸중(Cerebral Stroke)

뇌졸중이라 함은 보통 뇌출혈과 뇌경색을 포함하는 말이며, 뇌출혈은 외상이나 고혈압으로 인해서 그리고 뇌동맥류(cerebral aneurysm) 등에 의해서 발생이 되는 경우가 많고, 뇌경색은 뇌의 일부 동맥의 완전 폐쇄로 인한 것이며 혈전증(thrombosis)과 색전증(embolism)이 그 원인이 될 수 있다.

CT를 예전에는 비용 및 여러 가지 여건 때문에 아무 병원에서나 쉽게 촬영을 할 수 없었던 시절이 있었다. 진단을 위한 CT를 먼저 찍기 전에 주의 깊은 병력과 신경학적 검사가 우선시 되었고, 만일 음성 소견이 나온 CT를 찍은 경우에는 그 이유가 분명하지 않으면 삭감(?)의 1년 촬영분의 대상 례(case)에 포함될 가능성이 높았다. 그 덕택에 진단을 위한 질병의 논리적, 체계적 접근 능력 함양에 크게 도움이 될 수 있었던 것 같다.

의식감소의 원인이 뇌병변에 의한 것인지, 아니면 다른 대사기능의 장애 때문 인지를 한 쪽의 마비 증세의 유무와 눈동자의 움직임(고정되어 있는지, 아니면 좌우로 저절로 움직이는지, 좌우로 얼굴을 돌릴 때 눈동자가 같은 방향으로 고정되어 함께 가는지, 아니면 그 자리의 반대 방향에 남아 있는지)이나 빛에 대한 반응 등으로 판단하였다. 또한 출혈의 부위가 대뇌인지, 뇌간인지, 아니면 소뇌인지 등을 예측하고, 나타나는 증후와 병변의 위치를 가늠하여 출혈에 의한 것인지 경색에 의한 것인지를 미리 예측을 하여야만 했다. 요즘은 상당히 CT가 비용 효과적으로 부담이 줄어들고 있고 보다 빠른 시간 내에 쉽게 촬영 가능하게 되어서 진단의 어려움과 환자처리과정의 부담이 상당부분 해소되었다.

뇌출혈과 뇌경색은 두 부류 모두 정도의 차이는 있지만, 느낌에 뇌출혈의 경우에서 더 흔히 뇌압상승의 증후로 두통, 구토와 함께 얼굴, 사지의 마비 증세가 두드러져 보이지만, 뇌경색의 경우에도 뇌 안의 뇌간, 소뇌, 경색의 양 등에 따라서 그러한 증상이나 징후가 모두 나타날 수 있으므로 신경학적 검사 및 증후만으로 진단을 하다가는 잘못 그르치는 경우를 많이 본다. 그래서 골든타임 가이드라인에서도 CT 를 먼저 촬영하여서 뇌출혈을 배제하면서 동시에 급성 뇌경색을 의심하라 하지 않는가?

뇌압을 떨어뜨리기 위한 혈압의 조절이 치료의 중요한 한 부분을 차지할 수 있지만 가장 중요한 결정적인 치료는 아니며 경색인지, 출혈인지에 따라서 약간의 차이는 있겠지만 뇌 신경세포를 살리기 위해서 우리 몸에서 어쩔 수 없이 보상적으로 상승하고 있는 혈압을 너무 급격하게 떨어뜨리게 된다면, 오히려 뇌혈류를 감소시켜서 허혈로 인한 뇌기능장애를 초래할 수 있으므로 주의를 요한다.

뇌출혈의 발생 시에는 필요한 경우 응급하게 심한 뇌부종과 함께 뇌간(brain stem)이 압박되어서 치명적인 결과가 초래되기 전에 출혈제거를 위한 수술을 하거나 뇌압을 감소시키는 치료를 시행하도록 한다.

뇌경색은 일정 부위를 공급하는 뇌동맥을 적절히 빠른 시간 내에 재 관류를 시켜주지 못하면 비가역적인 손상을 초래해서 그 동맥의 분포와 관련된 부위에 대한 뇌의 신경세포의 괴사가 일어나고 그 기능의 부전으로 말미암아 지배되는 신체 부위에 신경학적 결핍소견이 평생 장애로 남아서 환자 본인 삶의 질 뿐 만 아니라 가족, 사회에 미치는 경제인구 감소, 비용소모적인 문제 등을 야기할 수 있으므로 초기 몇 시간의 경색 발현의 인지와 신속한 진단, 적절한 치료가 무엇보다 중요하다고 하겠다.

최근까지도 뇌졸중 환자의 처치는 주로 대증치료에 불과하였으며 주로 심혈관 합병증 치료에 초점이 맞추어 졌다. 그래서 뇌졸중 병변 자체의 경과를 변하게 하는 것에는 거의 손을 쓸 수가 없었으므로 병원 전 단계에서 혹은 응급실에서 이들에 관한 신속한 이송이나 처치는 강조되지 않았다. 그러나 최근 혈전용해제 및 신경조직보호제재 등에 대한 연구가 활발해 지면서 뇌졸중의 응급처치에 일대 변화가 일어나고 있으며 특히 다음과 같은 새로운 처치들이 강조되고 있다.

1) 뇌졸중 위험이 높은 환자에 대한 교육
2) 뇌졸중 징후에 대한 조기 발견
3) 환자발생 시 의료기관으로의 신속한 이송
4) 응급실에서의 신속한 중증도 분류 및 평가
5) 혈전용해제 치료 및 적절한 중재 시술

뇌졸중 발생의 위험 요소

1. 치료 가능한(가역적) 위험 요소

고혈압은 가역적인 뇌졸중 위험 요소 중 가장 중요하며 적절한 치료로서 뇌졸중의 위험 요소를 유의하게 감소시킬 수 있다. 흡연은 동맥 경화와 관련이 있고 일시적으로도 혈압 상승에 영향을 미치는 것이, 예전 어떤 분이 가슴이 답답하고 몸이 피곤하다고 담배 한 개비를 피우다가 심장이 정지된 일이 기억난다. 아마도 당시 협심증 상황에서 니코틴에 의한 혈압상승의 약물효과로 심장에 더 큰 부담을 주었을 것이다. 일과성 허혈발작(Transient Ischemic Attack, TIA)은 수분 간에서 수 시간 동안에 걸쳐 일어나는 국소 신경장애로서 가역적이다. 뇌졸중 환자의 약 1/4에서 일과성 허혈발작의 기존 병력이 있었고, 치료를 받지 않은 TIA환자의 약 5%에서 1개월 이내에 완전한 뇌졸중으로 발전하게 된다는 보고가 있다.

심방 세동(atrial fibrillation)은 혈전(thrombus)과 색전(embolus)에 의한 뇌졸중의 위험을 증가시키며, 와파린(warfarin) 제재의 사용으로 상당히 감소될 수 있다.

당뇨병은 동맥경화의 촉진과 관련 있으며, 혈당의 점검 및 치료는 미세혈관 합병증의 위험을 감소시킬 수 있고, 그래서 뇌졸중 발생의 위험이 감소될 수 있을 것으로 본다. 암이나 임신 등의 상태는 혈액 응고능력을 증가시켜 뇌졸중 발생의 위험률을 증가시킨다.

2. 타고난(비가역적) 위험 요소

누가 말했던가, 먹기 싫어도 매년 한번 씩 꼭 먹는 것이 나이라고, 연령이 증가할수록 뇌졸중 발생의 빈도는 당연히 증가한다. 그러나 최근에는 식습관, 비만, 당뇨, 고혈압, 흡연 등의 고 위험요소들을 보다 젊은 연령층에서부터 겪으므로 30-40대에도 뇌졸중의 발생이 가능하며 실제로 흔히 본다. 남자에서 여자보다 뇌졸중 발생빈도가 비교적 높다. 이미 뇌졸중을 한 번 앓았던 환자는 그렇지 않은 사람에 비해, 재발 위험이 높다고 하며, 특히 뇌졸중 발생 첫 한 달 동안은 재발이나 악화가 되지 않는지 주의 깊은 추적관찰과 필요시 요양치료가 필요하다.

중증 외상

우리나라에서 1 - 44세 남녀 연령층에서 가장 높은 사망의 원인은 외상

(trauma)이다. 이는 서구 여러 나라에서도 같은 현상을 나타내고 있으며, 그 수 또한 사회 경제적 발전에 맞추어서 해마다 증가하고 있는 추세이다.

현장에서의 외상 후 사망에 이르기까지 3단계의 시기가 있다. 사고 당시 거의 수분 이내에 사망하는, 사고의 예방 이외에는 별로 뾰족한 대책이 보이지 않는 1기, 그리고 사고로 부터 한 시간 여 이내에 해당하고 적절한 현장 처치와 제대로 된 병원 응급실로의 이송과 최선의 치료에 의해서 사망률을 최소화 할 수 있는 황금시간(golden hour)의 2기와 수일에서 수 주 뒤의 이차적인 후유증 등으로 사망하게 되는 3기로 나눌 수가 있다.

제1기

주로 주요 신경이나 대혈관의 손상에 의한다. 즉, 뇌간(brain stem), 근위 척수, 심장, 대동맥의 손상이나 기타 큰 혈관의 손상으로 인한 경우이다. 이들 중 대도시 가까이에서 발생하여 신속한 응급수송이 가능한 곳에서는 극소수의 인명이 구조되기도 한다. 생존의 가능성이 극히 희박하다.

제2기

사고 후 수분에서 한두 시간 이내에 내원한 환자의 주 사망원인은 경막하혈종(subdural hematoma), 경막외혈종(epidural hematoma), 혈흉이나 기흉(hemothorax or pneumothorax), 비장 파열(spleen rupture), 간의 열상(liver laceration) 및 골반 골절(pelvic bone fracture) 등으로 응급 외상 치료의 초점을 이러한 2기에 해당하는 환자 군에 집중해야 한다. 수분에서 1-2시간에 이르는 이 기간 내에 얼마나 적절한 치료를 했는가의 유무가 생존과 사망을 갈라 놓을 수 있기 때문이다. 전문외상인명소생술(Advanced trauma life support, ATLS)에서는 이러한 첫 한 시간을 매우 중요하게 여겨서 황금시간(golden hour)이라고 일컫는다.

제3기

수일에서 수 주간에 걸쳐 일어나고, 이들의 대부분은 패혈증이나 다발성 장기부전(multiple organ failure) 등으로 사망하는 경우이다.

응급환자와 최초로 맞닥뜨린 의료인에 의한 진료는 이들 환자의 결과를 크게 좌우하게 된다. 즉 초기진료의 지식과 기술은 최종결과에 상당한 영향을 미치게 된다는 것이다.

외상은 의학의 여러 분야에 연계가 되어 있음으로, 방대한 지식과 치료원리는 물론, 특히 여러 다발성 손상(multiple injury)에 대한 확실한 평가 및 적절한 처치가 요구되는 바, 이를 위해서는 외상에 대한 조직적이고, 상시에 빈틈없이 준비된 진료태도가 최선의 결과를 가져오게 될 것이다. 바르게 훈련된 구급차의 응급구조사와 적절히 장비가 구축된 차량으로 외상환자가 내원 전 단계에서 가능한 한 최선의 상태로 응급실에 오도록 하여야 한다. 이를 위해서는 올바르게 수련된 응급구조사, 생명구조에 사용할 약속된 표준화 된 지시(standing orders), 미리 정해진 외상환자 진료규정(protocols) 등이 병원 전 단계의 응급의료체계에서 반드시 필요하다.

중증외상환자 핵심 치료

중증외상과 다발성 외상을 혼돈하여 사용하는 경우가 있으며, 오해를 하는 사람들을 가끔 본다. 몸의 여기 저기 찰과상과 타박상, 그리고 몇 군데 열상이 있다고 해서 중증이라 볼 수 없으며 머리 손상, 또는 골반골 한군데에만 골절이 심하게 된 경우라도 다발성은 아니지만 중증외상에 해당된다고 할 수 있다.

중증외상환자의 치료는 크게 2가지로 나누어 기억하는 것이 좋겠다.

일차 조사(primary survey)와 이차 조사(secondary survey)가 그것이다.

일차 조사라 함은 급한 불을 먼저 끄는 것이고, 이차 조사라 함은 꺼진 불도 다시 보고, 잔불을 처리하고 사고원인을 조사하는 과정으로 이해하는 것이 좋겠다.

일차조사

A(Airway) : 기도와 함께 경추의 손상유무를 확인하는 과정이다.

B(Breathing) : 호흡의 정상유무를 확인하고 필요한 경우 환기보조를 한다.

C(Circulation) : 외부 출혈이 있으면 바로 지혈을 하고, 내부출혈 가능성을 인지 한다.

D(Disability of neurologic state) : 의식, 동공상태와 함께 사지운동의 대칭성 등 신경학적 이상 유무를 재빨리 확인한다.

E(Exposure of whole body) : 몸 전체를 노출시켜서 이상 유무를 확인한다.

일차조사는 적절한 훈련을 반복해서 받아 대부분의 환자에서 수초에서 수분 이내에 이루어 질 수 있도록 해야 한다.

이차조사

이차조사는 일명 머리끝에서 발가락 끝까지 철저하게 검사하는 것이다. 그러면서 일차조사에 해당하는 항목의 이상이 나타나면 다른 하던 것을 모두 중단하고 거기에 대한 집중 치료가 다시 이루어 져야 한다.

이차조사를 실시하면서 병력을 함께 청취한다. AMPLE(Allergy, Medication, Past illness, Last meal, Environment state) 즉 알레르기 유무, 약물 복용 병력, 과거 병력, 마지막 식사, 사고와 관련된 당시 환경 상황과 사고 메커니즘 등에 대해서 조사하고 기록을 한다.

소아외상

같은 환경인데 어린이들이 사고의 가능성이 많은 이유는?

1) 주변의 사물이나 환경에 대해서 호기심이 많음
2) 신체 기능의 발달이 미숙하므로 균형의 유지능력이나 운동기능이 부족함
3) 위험한 상황에 대한 지식이나 판단 능력 및 위험 상황에 따른 결과를 예측할 수 있는 능력이 부족함

하지만 연령이 증가할수록 사고와 부상률이 점차 낮아지며 이러한 이유는 안전에 대한 교육학습 효과 때문이다.

어린이 손상의 위험요인

1) 인적요인(personal & behavior factor)

남아가 여아보다 사고 발생률이 1.5배 정도 높으며, 연령은 취학 전 연령층(7세 미만)이 70%이상을 차지하고 그 중에서 1-3세(호기심 ↑)사이가 40%정도를 차지한다는 보고가 있다. 가정 내 안전사고가 가장 많으며, 연령이 올라갈수록 공원이나 놀이시설에서의 사고 발생 비율이 증가하는 경향이 있다.

2) 장비요인(equipment factor)

놀이기구나 자전거 등을 탈 때 헬멧이나 무릎 보호대 등의 보호 장구를 착용하면 손상의 정도를 감소시킬 수 있다. 하지만 보통 주위의 놀이터에서 예방 도구를 착용하지 않는 경우가 많다.

어린이의 경우 신체 발달이 미숙하고 자기 방어 기전이 완전히 형성되어 있지 않으므로 보호 장구를 반드시 착용하도록 해야 한다.

3) 환경요인(environmental factor)

가정 내에서의 손상이 많으며, 욕실에서 미끄러지거나, 가구 모서리에 부딪히고, 책상이나 침대 같이 높은 곳에서 떨어지고, 문틈에 손이나 발이 끼이는 경우들이 대부분이다. 이를 예방하기 위해서 미끄럼방지용 매트나 모서리 보호대를 설치하도록 한다.

성인과 소아손상의 차이를 보면 성인의 승용차나 오토바이의 자가운전에 의한 다발성 중증사고보다는 주로 넘어지고, 떨어져서 단일부위의 골절(주로 상지)이나 열상(얼굴이나 두피)등의 비교적 경상이 많은 편이며 중증인 경우는 전체 소아외상에서 차지하는 부분은 적지만 주로 교통사고(동승자나 보행자)로 인한 경우가 많고 이때 성인보다 예후가 좋지 않은 경우가 많아서 그 누구보다 사고의 예방(안전벨트나 아기용 카시트 장착)이 중요하다고 하겠다.

또한 넘어지거나 하면 어른은 손을 먼저 짚던지 엉덩방아를 찧어서 손목이나 대퇴부위의 손상이 문제가 되는 경우가 많은 데 비해 소아는 머리, 얼굴이 몸에서 차지하는 면적이 넓고, 어릴수록 손을 짚기보다는 바로 이마나 턱 등을 바로 부딪히는 경우가 많다. 언제 어느 때든지 자기 방어가 스스로 부족하므로 반드시 보호 장구를 착용 시켜야 하겠다.

7세 남아가 자전거를 타고 가다가 넘어져서 정형외과 외래를 방문하였다. 아이가 찰과상이 있는 왼쪽 다리부위의 불편감을 호소하였고, 그 외의 부위는 보호자나 환아 모두 언급을 하지 않았으므로 정형외과 전문의 역시 간과하고 지나칠 수 있었지만, 배는 아프지 않냐 하며 좌측 복부 쪽을 쓰다듬는 순간 압통을 느껴, 응급실로 전원 되어왔다. 촬영한 복부 CT소견에서 비장파열이 관찰되었다.

아이들은 골격의 미발달로 외부충격이 바로 내부 장기로 전달되어서 외형보다 내부손상이 많을 수 있다. 그 예로 소아에서 갈비뼈의 골절은 드문데 반해서 그 안에 있는 폐의 타박성은 흔히 생길 수 있다. 반대로 갈비뼈나 두개골의 골절이 만일 관찰된다면 그만큼의 엄청 많은 양의 에너지가 전달되었다고 보고 뇌손상(traumatic brain injury, TBI)이나 폐의 타박상(contusion)의 가능성을 의심하여야 한다.

상기 환아의 경우 다리 사진만 확인하고 보냈으면 큰일이 날 뻔 했던 상황이었다. 어린 아이들은 간혹 눈에 보이는 상처에 민감하여 울이재끼고 그쪽을 손으로 가리키며 아프다고 호소하는 경우를 많이 본다. 가만히 있으면 아프지 않고 눌렀을 때 아파지는(압통) 복부손상의 경우, 미리 아프다고 하지 않는 경우들이 있으므로 반드시 상처가 보이지 않는 부위들도 반드시 세심하게 진찰을 하는 것이 좋겠다.

아동학대에 대한 사회의 관심이 높아지고 있으며, 의심할 만한 소아환자들이 가끔 응급실을 방문하지만 적극적으로 의심하지 않으면, 간과해서 지나칠 수 있으므로 관심을 가지는 것이 좋겠다. 폭력에 의한 멍, 화상, 골절, 장기 파열 등의 형태로 나타날 수 있으며,

의심되는 증후로는

1) 신체학대를 시사해 주는 의심되는 병력
2) 앞뒤가 맞지 않는 병력소견, 그리고
3) 손상시간이 많이 지난 후의 병원 방문의 경우, 상당히 의심이 된다고 하겠다.

며칠이 지나서 나타나는 타박상으로 인한 멍의 색깔이 황달과 같이 다소 진한 노란 빛깔이 섞인 양상을 띠는 데, 일반 정상적인 아이의 부모는 비교적 의료진이 보기에는 가볍게 보이는 경상 정도의 상처도 엄청 호들갑이라 느낄 정도로 응급실로 뛰어 들어와서 아이를 위해서 최선(?)을 다하는 데, 며칠 후 멍이 누렇게 진행된 상태에 나타나서 담담하게 진료를 보는 것이 부모의 성격 탓일 수도 있지만 한번 쯤 아동학대를 의심해 보아야 한다.

재난(Disaster)에 대하여

17년 전 미국의 어느 대학병원에 연수를 갔다. 기숙사에 짐을 모두 정리한 후 병원 응급실에서 제공한 사무실에 가보니, 책상위에 두꺼운 파일북의 형태로 된 매뉴얼이 놓여 있었다. 체류하는 동안 해야 할 일, 하지 말아야 할 일, 그리고 병원내의 주차 가능한 공간, 절대 금지 공간, 병원 내 자세한 약도, 병원 주위 마트에 대한 안내, 휴일에 가볼 수 있는 행사, 기숙사 생활에 대한 안내, 병원내의 응급의학과를 포함한 주요 임상과의 학술회의(conference)장소, 심지어 어떤 음식, 음료가 제공되는지, 연수생활을 마치고 귀국하기 전 기숙사 퇴실에 대한 안내 등 처음 방문하는 그 어떤 사람도 파일북 하나만 보면 별 어려움 없이 지낼 수 있도록 상세하게 갖가지 것들이 망라되어서 기술되어 있었다.

저자가 말하고 싶은 것은 바로 매뉴얼내지는 지침, 그리고 프로토콜이다. 재난이나 어떤 중대한 일이 발생했을 때 개개인 마다 해야 될 미리 정해 놓은, 숙지하고 훈련 되어 있어야 할 약속인 것이다.

사건이 이미 끝난 후, 혹은 평가를 받으려고 하면, 매뉴얼이 있었다고 얘기를 하는 사람이 있다. 실제 작용을 하지 않으면, 그것은 응급 재난을 위한 것이 아니라 응급 평가를 위한 매뉴얼일 뿐이다.

재난의 역사는 전 세계적으로 어렵지 않게 찾아볼 수 있다. 우리나라 또한 수없이 작거나 큰, 여러 가지 형태의 자연적, 인위적 재난을 겪어 왔다. 매뉴얼, 백서, 지침 등을 포함해서 재난과 관련된 내용들을 서점, 도서관, 인터넷 등에서 손쉽게 찾아볼 수 있다.

우선 저자가 재난의 전문가는 절대 아니지만 일반인들보다는 전문가의 위치에 더 가까이 있다고 장담한다.

앞의 미국의 연수에서처럼 살고 있는 그 지역에서 앞으로 발생 가능한 일들에 대한 행동 또는 참여 매뉴얼이 누구나에게 있으면 좋지 않을까? 모든 사람이 아니더라도 재난 상황에 따른 인명피해의 가능성을 생각한다면 응급의학전문의인 저자 정도에게는 누군가로부터 전달된 매뉴얼이 있어야 하지 않을까? 하지만 불행히도 나의 옆에는 아무리 찾아봐도 그러한 것이 없다는 이야기이다. 그렇다면, 나 또한 일반인들과 마찬가지로 TV로 가슴 아파 하면서 저 참담한 상황을 그냥 지켜 볼 따름일 것이다. 아니, 재난 과정의 후반부에 응급실로 실려 오는 환자들을 열심히 치료하는 것으로 일정부분 동참할 수도 있겠다.

주요 재난 사태를 지켜보면서 여러 가지 원인 분석이 나오겠지만, 저자가 생각하는 문제점 중의 하나는 사건 보고이다. 보고를 해야 할, 반대로 보고를 받아야 할 의무나 권리를 가진 사람이 우리 사회에는 너무나도 많다. 그 보고받을 권리를 가진 사람도 또한 누군가에게 보고를 해야 한다. 내가 보고를 일찍 받아야 한다는 심리가 여러 라인에서 작용할 수도 있겠다. 핫(hot) 라인이나 원(one) 라인이 도움이 되는 일들이 사회생활 또는 일개 병원 응급실에서의 환자 처리에 도움이 될 때가 많다. 하지만 그 라인이 계속해서 이어지고 다시 운동장의 트랙처럼 또 다시 그 보고의무자에게 질문 되어 진다면, 그 큰 재앙 속에서 골든타임의 알고리듬(순서도)에서 수초, 수분을 다투는 바쁜 현장에서 보고나 질문공세가 브레이커(breaker)로 작용하고 현장의 혼란을 가중 시킬 것이며, 구출실적은 없이 공허한 똑 같은 결과만이 들려오는 원인이 될 수 있다.

그 많은 언론 또한 마찬가지이다. 확인 되지 않은 여러 루터에서 나온 보고해야 될 숙제와 같은 튀는 보도는 국가적 재난에서만큼은 철저하게 자제하고 정확하지 않은 추측성 보도일 바에는 차라리 마이크와 카메라는 잠시 내려놓고 필요한 자원봉사 팀에 합류하는 것이 바람직하다.

보도를 할 경우에는 아주 신중하게, 누구에 의해 들었다가 아니라, 들은 내용에 대해서 한 번 더 확인하는 과정을 거쳐서, 빨리 알고 싶어 한다는 보도의 명분이 눈 앞의 구조나 구출에 절대로 영향을 주어서는 안 된다.

응급의학의 주요 교과서나 참고서적에 보면 재난에 대한 부분이 서론에서 결론까지 우리 응급의료인이 해야 될 매뉴얼에 해당할 법한 현장처치소나, 환자분류, 이송 뿐만 아니라 시장님, 소방본부장님 등 통솔권을 가질 지휘관이 해야 될 일들까지 자세하게 나온다.

재난에 있어서의 첫 번째 키워드(key word)는 지휘관(commander)이고 두 번째는 바로 매뉴얼이다. 그래서 평소 누구로 할 것인지 미리 정해 놓은 그 지휘관이 각종 재난시의 상황에 맞추어서 수시로 훈련을 실전같이 연습을 하도록 하며, 이를 국가에서 정해 놓은 안전관리 부서에서 매뉴얼의 실현가능성과 훈련 상황을 평소에 모니터하고 피드백을 하는 것이다. 연습을 너무 연습같이 하는 것은 아닌지 두 눈 부릅뜨고 지켜봐야 된다는 말이다.

꼭 바쁜 날일수록 첫 단추부터 침착하게 꿰지 못해서 마지막 단추에서, 아! 하고 한탄하며 다시 정신 차리고 옷을 챙겨 입는 것처럼, 이순신 장군처럼 뛰어난, 한 곳에서 집중되어서 나오는 일관된 오더(order)가 없으면, 오히려 도우려고 모인 그 많은 지원 전문 인력들이 이곳 저곳에 질서 없이 산재해 있는, 다시 말해서 갖가지 응급관련 직업들이 모여든 야시장과 같은 꼴이 될지도 모른다.

지휘관으로 누구를 정해야 할까? 예측 없이 짧은 시간 내에 빌생할 재난에 대해서 그 지역의 환경과 인적, 물적 자원에 대해서 가장 잘 아는 사람이 되어야 하지 않을까? 재난의 발생 시점에서는 평소의 상, 하 지휘관계가 바뀔 수도 있다는 것을 전제해야 한다. 여기서의 지휘는 재난 현장에서의 골든타임이 절실히 필요한 바로 그곳 삼풍백화점, 상인동 가스폭발, 대구 지하철 중앙로, 경주의 리조트, 세월호 침몰 사태 때의 그 초기 대응의 장소와 수 시간 동안의 그 짧으면 짧은 그러나 귀중한 골든타임이 필요한 그 시간 정도라는 얘기이다. 조선시대의 임금이 내린, 상황에 따라서는 관찰사의 권한을 넘어서는 전권을 가지는 암행어사의 역할이 한시적으로 필요하다는 이야기이다.

재난시의 골든타임 동안 정해 놓은 지휘관에 대한 역할에 대해서 미리 정해 놓고 그 지역의 구성원들이 항시 그와 관련된 매뉴얼을 열람할 수 있도록 하고 그것이 현실적인지 늘 의견을 청취하여 최상으로 내용을 업데이트 하도록 하며, 그 지휘의 파워(power)에 대해서 분명하게 인정을 하고 힘을 실어 주는 것은 어떨까 생각해본다.

두꺼운 자세하게 기술되어 나오는 재난에 대한 책들이 많다. 읽어야 될 사람들이 읽지 않고, 매뉴얼만 주면 열심히 시키는 대로 할 사람들의 책꽂이에 꽂혀 있는 것을 많이 본다.

주요 굵직한 작고 큰 재난들을 많이 겪고 있다. 재난이나 재해는 언제 어디서나 또 다시 발생할 수 있다. 얼마나 잘 준비해서 역사 속에서 작은 재난으로 기록이 될 지, 큰 대형재난으로 전 세계적인 기억 속에 남을 지를 위해서는 한 순간의 단호한 결정이 필요하다.

05 응급실 에피소드 – 오해와 이해

응급실 에피소드 – 오해와 이해

15년 전 쯤 일이다. 전공의를 하고 있을 때, 40대 남자분인데 이분은 간경화의 합병증으로 복수가 차서 매번 나한테 오셔서 직접 복수를 뽑아드리고 보내드리곤 했다. 짧게는 3일 꼴로 오시기도 하고 길게는 1주일에 한번 씩 오시기도 했다. 다른 사람한테 가서 뽑아도 되는 데 꼭 나 한테만 찾아오시고 해서 솔직히 약간은 귀찮은 마음도 있었다. 아마도 다른 사람에게서 뽑으려면 병력청취, 혈액검사, 알부민수치 확인 등 접수 후 일상 거치는 과정이 길어지고 번거로워서 그랬던 것 같다. 나는 이 모든 중간과정을 다 생략해 버리고 딱 필요하다고 판단되는 것만 해 드렸는데 환자와의 상호 신뢰가 없으면 어려울 것이라 생각된다. 그런데 문제는 이분이 올 때마다 항상 소주를 1병씩 마시고 오는 것이다. 소주 향과 간이 좋지 않을 때 느껴지는 쾌쾌한 냄새와 겹쳐진다. 그렇다고 응급실에 들어 와서는 뭐 소리를 지른 다거나 하지 않으시고 시키는 대로 조용히 고분고분 따라 하셨고, 가끔 초등학교 1학년 쯤 되는 예쁘고 귀여운 딸 손을 잡고 올 때도 있어서, 환자분이 친밀하게 느껴지기도 했다. 한 번은 왜 그리 올 때마다 몸도 안 좋으시면서 소주를 마시고 오느냐 하니까? 하시는 말씀이 한 번 복수천자를 하기 위해 주사침을 배에 찌를 때마다 그게 하도 아프고 겁이나 그런다고 하셨다. 이런 분들은 술을 완전히 끊어 버리기는 이미 늦어 보였다. 거의 밥과 함께 주식이 되어 버린 듯해서 그냥 별 대꾸를 하지 않았다. 그러던 어느 날, 퇴근시간이 두 시간여 지나고, 약속이 있어서 급히 응급실 문을 나서는데 이 분이 마침 또 응급실에 접수를 하고 계셨다. 아! 빨리 가자 이분한테 붙잡히겠다. 아니나 다를까 순간 나를 발견하고 성큼 나한테 오셔서 복수 뽑아 주셔야지 어디 가냐고? 접수하고 응급실에 가시면 뽑아드릴 거라고... 그렇지만 내가 뽑겠다는 얘기는 하지 않았다. 사실 나 말고도 그 정도 할 수 있는 사람은 많다. 그렇게 말해 놓고 얼른 버스정류장으로 가서 버스를 타려는 찰나에 저 멀리서 '선생님' 하면서 누른 눈을 동그랗게 떠시고 배는 불룩하게 해 가지고 오셔서 다시 응급실로 붙들려 간 일이 생각이 난다. 결국 이분은 후에 다른 합병증이 생기셔서 돌아가셨다. 한 번씩 생각이 난다. 좀 더 그때 잘 해 드릴 걸 하는 후회가 든다.

아날로그의 정성으로 열을 떨어뜨린다.

열이 많이 날 때 보통 이마에 수건을 적셔 올려놓는 것을 많이 본다. 물론 효과가 없는 것은 아니다. 우리가 찜질방이나 사우나 같은데서 땀을 많이 흘리고 나면 시원한 것을 알고 있다. 이게 증발이라는 효과에서 온다.

사람에게서 체온을 떨어뜨리는 가장 효과적인 방법이 바로 증발이다. 땀을 흘리도록 유도하는 것이다. 그 다음으로 효과가 있는 것이 열의 전도이다. 전도라 함은, 열이 나는 이마에서 시원한 수건으로 열이 전달되어 일단 수건이 따뜻해진다. 그 만큼 열이 떨어지기는 하지만 가장 효과적이라고 했던 증발을 차단시키게 되므로 그 이상의 체온이 효과적으로 떨어지는 데에는 한계가 있다. 수건을 한번 올려놓고 오랜 시간을 그냥 두게 되면 오히려 열이 증발되는 것을 차단하는 효과가 있다는 것이다. 오히려 미지근한 물로 계속 닦여 주고 그것을 마르도록 하는 것을 반복하는 것이 좋을 것이라고 생각된다. 이마 뿐 아니라 온몸에 다 적용하면 더 효과적이다.

아주 고열이 나면, 병원에서는 이렇게 한다.

우리 몸에는 피부 가까이를 흐르는 굵은 혈관이 있는 곳이 세군데가 있다. 먼저 목에는 경동맥이 있다. 목의 앞쪽 측면을 만져보면 동맥이 뛰는 것을 느낄 수 있다, 그리고 겨드랑이 양쪽에도 굵은 혈관이 지나가서 맥박이 만져진다. 그곳도 만져보면 평소에도 따뜻한 것을 알 수 있다. 마지막으로 사타구니 안쪽 또한 그러하다.

얼음주머니를 얇은 천이나 수건에 한번 싸서 이곳에 가까이 대어 놓으면 혈액이 순환하면서 전체적으로 온몸 혈관속의 혈액을 시원하게 식혀 주어서 열을 떨어뜨리는데 상당히 도움을 줄 수가 있다.

병원에서 의료진들이 열을 떨어뜨려 주는 것이 디지털 방식이라면 어머님이 이마에 수건을 올려놓고 자주 물을 적셔서 갈아 주는 모습을 볼 때면 안쓰러우면서 정성스러워 보인다. 자식의 땀이 어머님의 땀으로 이동하면서 열이 떨어지는 우리나라 전통의 그리운 아날로그방식이다.

동치미 국물보다 먼저 119를!

수십년 이상 동안 동북아시아권이 전 세계에서 연탄을 가장 많이 애용해 오고 있고, 그 중에서도 우리나라가 가장 많이 사용하며, 그로 인한 일산화탄소 중독환자의 발생이 부지기 수였다가 한동안 석유류와 같은 다른 대체 연료의 사용으로 인해서 환자발생이 감소 추세에 있다가 서민경제의 어려움으로 다시 연탄 사용 인구가 늘어나고 있다는 보고를 접하고, 조금 염려스러운 마음이 든다.

어느 집에서 어머님이 1주일 동안 안 계신다면 집안이 말이 아닌 곳이 많다. 그제서야 어머님의 중요성을 실감하듯이 산소가 그러한 것이다. 우리가 호흡하는 산소는 눈에 보이지도 않고 냄새도 없기 때문에 물속에 들어가지 않는 한 지구 밖으로 떨어지지 않는 한 평소 생각하지 않고 지내고 있다. 딱 일산화탄소에 중독이 되어 버리면 산소가 얼마나 중요한지를 그때서야 실감하게 된다. 따라서 일산화탄소 중독의 치료는, 어머님이 집으로 들어가시면 모든 게 정상으로 돌아오듯이 산소를 적절한 방법으로 공급을 하게 되면 정상적인 몸을 되찾게 되는 것이다.

동치미 국물? 일단 시원하고 정신이 번쩍 들 것 같다.

어릴 때 시골에 살 때 우리 집 가족 모두가 어느 날 연탄가스 중독이 되어서 어머님께서 늘 동치미 국물을 먹여서 나았다. 하신 말씀을 여러차례 들은 기억이 난다. 언젠가 어느 방송프로에 나가서 동치미국물 100% 치료 효과가 없다 하면서도, 혹시라도 어머님이 보시다가 섭섭해 하실까봐 1% 정도는 효과가 있을 수 있으나, 그래도 99%는 효과가 없다고 한 적이 있다. 동치미가 앞에서 말한 집나간 어머님이나 산소를 대신해 줄 것 같지는 않다. (동치미가 효과가 있으려면 심한 일산화탄소 중독환자에서 3-4주 뒤에 발생할 수 있는 치매나 파킨슨과 같은 증상을 예방할 수 있어야 되는데, 그렇게 되면 해외토픽감이 될 것이다.) 그리고 의식이 조금 떨어진 상태에서 동치미국물 같은 것으로 떠 먹이려 다가는, 가만히 내 버려두면 오히려 좋아질 수도 있을 것을 기관지, 폐로 국물이 넘어가 폐렴을 유발시켜서 어려운 상황을 초래할 수도 있다.

동치미로 나은 사람은 가만히 둬도 큰 문제가 되지 않았을 사람들이다.

일산화탄소에 대한 고압산소치료는 산다, 죽는다는 생사의 문제가 아니라 (응급실에 데리고 온 의식이 있는 사람에서 치료를 하지 않는다고 사망을 하지는 않는다) 나중에 건망증, 치매와 같은 후유증이 생기지 않도록 발생 초기에 적절한 치료가 이루어지도록 하는 것이다.

제 때에 적절한 곳으로 이송하는 것이 중요

바로 옆방에 주무시던 아버님이나 어머님이 아침에 일어나실 때 실제로 일산화탄소 중독이 되었는데도 자식들이 금방 알아차리지 못하는 경우가 있다. 이는 일산화탄소 중독에만 국한되어 나타나는, 특이한 증상이 없고, 의심하지 않으면 다른 병처럼 보일 수 있기 때문이다. 중독이 약하게 되었을 때는 빈혈 증세처럼 보이기도 한다. 어지럽다거나 머리가 띵하다고 호소하는 사람들도 있다. 심한 중독이 되었을 때는 꼭 자고 일어나면서 중풍이 온 것처럼 보여서 오인하기도 한다. 어지러우면서 의식도 좀 떨어지고 팔 다리에 마비가 오고 말이 어둔하기도 하다. 그래서 자식들이 중풍이라 생각하고 집에서 가까운 중소병원에 빨리 모시고 간다. 바로 이 때 문제가 발생한다. 일산화탄소 중독을 많이 접해 보지 못한 의사들은 먼저 CT촬영을 할 가능성이 높다.

그러면 CT에 특별히 나오는 소견이 없다. 그러면 어느 정도 더 확신을 갖게 된다. 이때까지도 일산화탄소 중독이라는 생각은 전혀 상상도 못하고 있다는 것이다. 뇌경색이 확실하다고 믿는다는 것이다. 뇌혈관이 막히는 뇌경색초기에는 CT상에 아무것도 보이지 않을 수가 있다. 그 다음에는 MRI를 찍게 된다. 뇌경색초기라 하더라도 MRI에는 나타나는 소견이 있기 때문이다.

하지만 MRI에서 마저 기대했던 뇌경색 소견이 보이지 않는다. 그제서야 난감하게 된 것을 안다. 도대체 뭐지? 그래서 뒤 늦게 대학병원으로 옮겨지게 되면 결정적인 치료가 조금 늦어질 수가 있다.(대학병원, 우리병원 같은 경우 겨울철에 들어오는 환자, 보호자들에게 바로 처음부터 물어본다. 집에 연탄 피우냐고? 연탄은 안 피우는 데, 어제 잘 때 방안의 화롯불에 조개탄을 넣어놓고 잤다고 한다.)

일반적인 빈혈이나 중풍증세 이외에 이 환자들에서 가끔 나타나는 특이한 증상이 한 가지가 있다. 물론 다 나타나는 것은 아니지만 환자분의 발뒤꿈치나 엉덩이 쪽 그리고 대퇴부등에 화상을 입어 물집이 잡혀 있는 것을 볼 수 있다. 특별히 화상 입을 이벤트가 없었다. 보호자나 해당 의사들이 한번씩 살펴봐야 될 부분이다.

그러면 왜 이런 증세가 생길까?

우리 몸은 수많은 작은 세포들로 이루어져 있고 우리가 호흡하는 공기 중의 산소가 적혈구의 혈색소에 실려서 세포까지 가게 된다. 세포내에는 사람이 움직이고 눈을 뜨고 말을 하며 정신을 온전하게 하는데 필요한 에너지를 만들어 내는 미토콘드리아라고 하는 공장이 있다.

여기에서 바로 산소가 중요한 연료로 사용이 된다. 일산화탄소가 이것을 방해하게 되는데, 일산화탄소는 산소보다 적혈구내의 혈색소라는 곳에 200배 이상 더 잘 달라 붙는다고 한다. 때문에 산소가 세포까지 운반이 되어야 되는데 엉뚱하게 일산화탄소가 운반이 되고 세포내에서도 산소가 이용되지 못하게 방해를 받게 된다. 그래서 몸속의 혈액수치는 분명히 정상적인데 적혈구가 제 기능을 못하는 것이다. 이것을 화학적 빈혈상태라고도 한다.

일산화탄소 중독의 치료에는 세 단계가 잘 맞아 떨어져야 한다.

첫 번째는 환자가 발생한 장소에서 일어나는 일이다. 우선 보호자가 빨리 눈치를 채야 된다. 첫 단추를 잘못 끼게 되면 완전히 다른 길로 가기 때문이다. 몇 가지 증세를 보고 가스중독이라고 의심이 되면, 환자가 발생한 장소는 산소가 상당히 부족한 상태이므로 빨리 환기를 해서 신선한 공기(산소)가 방속으로 들어오게 해야 한다. 그리고 가능하면 다른 방이나 바깥으로 환자를 옮기는 것이 좋겠다.

두 번째 단계에서 119 구급대는 고농도의 산소를 투여하면서 될 수 있으면 고압산소 탱크를 구비해 놓은 일산화탄소 중독치료가 가능한 병원으로 이송을 해야 한다.

대학병원급 이외에는 고압산소 탱크를 구비한 곳이 흔치 않다. 그런데 구비는 해 놓았는데 작동이 되지 않는 곳도 있다. 미리 연락해 보고 사용가능 여부를 확인할 필요가 있다.

세 번째 단계에서는 바로 대학병원에서 이루어져야 하는 일이다.

중독을 의심해서 확진을 위한 혈액검사를 하고, 의심이 되는 즉시 고압산소 치료를 하는 것이 좋겠다.

이러한 세 단계를 거치는 시간이 길어질수록 나중에 남는 후유증이 심각할 수가 있다.

일단 의식이 어느 정도 있는 상태로 병원에 왔을 때는 일산화탄소 중독에 대한 고압산소치료를 받고 안 받고의 선택이, 환자의 생명에는 그렇게 큰 지장을 주지 않는다. 그렇다면 무엇이 문제일까?

치료시기를 많이 놓치게 되면, 처음 1주간은 치료 후 멀쩡하게 정상적으로 보이다가도 3-4주쯤 뒤부터 기억력이나 인지능력에 장애를 보일 수 있다. 말이 어눈해 지고 가까운 사람도 몰라보고 소변도 못 가리는 등 문제를 일으키게 될 수 있다.

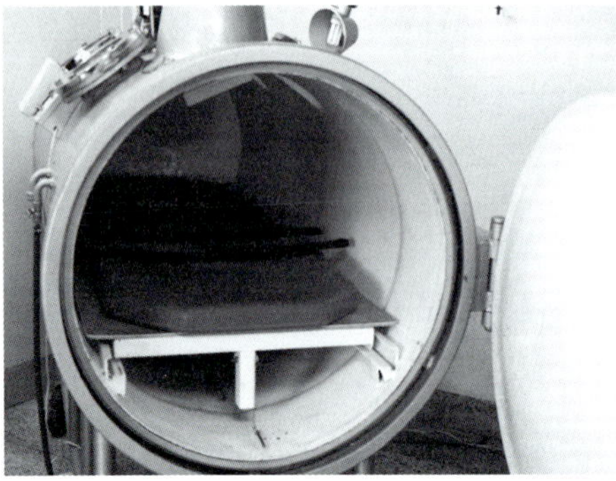

사진 9) 고압산소탱크 내부

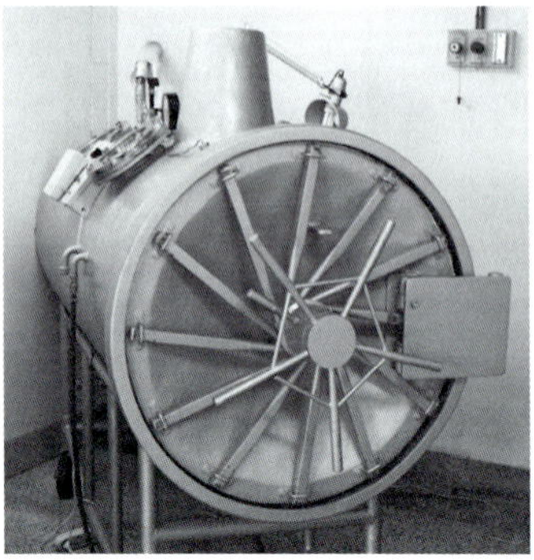

사진 10) 고압산소탱크 외부

아무것도 해 주지 않으면서 기다리라고 한다.

근무시간이 아닌 때 지인이 전화가 와서 자기가 잘 아는 분이 응급실에 와 있는데, 지금 현재 아무것도 해 주는 것이 없다 한다. 과연 그럴까?

흔히 있는 일이라서 그렇지 않을 것이라는 확신을 갖고 자세히 알아본다.

대학병원 특성상 어제부터 입원장이 발부 된 후에도 병실이 없어서 응급실에 입원 대기해 있는 환자들도 많지만 이렇게 호소하는 분들은 대부분 응급실에 들어 온지 몇 시간, 아니 채 한두 시간이 되지 않은 분들이 많다.

60세 남자분이 20일 전부터 시작된 간헐적 흉통으로 내원했다. 알코올 섭취 후에 자주 통증이 발생하면서 최근 1주일간 수영을 한 병력이 있으며 내원당일 노동을 하던 중에 갑자기 심한 통증이 발현되어서 개인병원을 거쳐서 응급실로 방문하였다. 심전도 촬영을 즉시 시행하고 심장효소를 포함한 혈액검사를 하였고 내과에 연락을 해 놓은 상태이며 심장초음파검사를 기다리고 있는 중이다. 내원 한 후 2시간 정도 지나고 있다. 아무것도 안해주고 있다고 호소를 하고 있다.

위의 환자는 입원대기 환자 포함해서 응급실에 당시 누워 있는 50여명의 환자분들 중 가장 최근에 내원한 환자 10명 내에 들어가는 환자이다.

우선 의사들의 머릿속에서만 각종 검사가 진행이 되고 있고 설명이 수시로 이루어지고 있지 않을 가능성이 있다. 이 설명에는 검사 뿐 아니라 앞으로 진행될 병의 경과와 예후, 추가 검사가 필요한지, 환자나 보호자와의 상호 이해관계에 따라서도 이루 말할 수 없이 길게 또는 짧게 설명이 끝날 수도 있다. 혹은 지금 현재 통증이 있는데, 왜 나아지지 않냐는 호소를 내포하고 있을 수도 있다. 사실 다 그런 것은 아니지만 단시간에 생긴 통증은 바로 줄여 줄 수가 있고 수 일, 수 주 동안에 생긴 통증은 같은 수 주 간은 아니더라도 조금은 고민을 해야 되고 한 두 번의 진통요법이나 시술로 해결되지 않는 경우가 많다. 또 다른 의문은 심장초음파검사를 한다고 해 놓고 왜 빨리 하지 않느냐 하는 것인데, 응급실의 간이 초음파검사에서 약간의 심첨부의 운동저하소견이 있었지만 심초음파의 다소 주관적인 검사상의 특성상 객관적인 심초음파실의 확진을 필요로 하므로 그에 대한 대기 이유에 대한 설명도 필요할 것이다.

이 환자에서는 심전도 상에서 특별한 심장의 허혈 소견은 보이지 않았고 심장효소수치가 경계부위로 조금 증가되어 있어서 뭐라고 단정 짓기가 어려운 상태이고 심장초음파 소견, 그리고 역류성 식도질환을 포함한 위장계질환의 유무, 니트로글리세린 혀 밑 투여 후 증상의 소실 유무, 식습관과의 관계, 최근 수영, 술 섭취와의 관련성 등 여러 가지 고려해 보아야 할 점들이 많다. 이 모든 이해관계를 인턴이, 전공의가, 누군가 의료진 중의 한사람이 이와 같은 모든 생각을 가지고 일관적인 설명을 해 주기가 어렵다. 결국 이 환자는 과가 결정된다면 내과에 입원이 되던가 아니면 내과 외래로 추적관찰 오더와 함께 처방을 받고 퇴원을 할 가능성이 높다. 처음으로 돌아가서 환자, 보호자를 만나 보면 단순히 이 복잡한 응급실에 왜 몇 시간 동안 방치를 해 놓고 있냐는 뜻밖의 얘기를 한다. 조용한 병실로 빨리 올려 주지 않느냐 하는 말이다. "양쪽에 누워 있는 분들이 어제부터 입원 대기해 있는 분들입니다." 라고 말씀드리면 이해를 한다.

해 주지 않는다는 것이 입원을 안 시켜 준다는 것인지, 통증을 줄여주지 않는다고 하는 것인지, 자세한 설명을 안 해준다거나, 아니면 빨리 초음파검사를 안 해준다든지, 모든 환자들에게 이러한 이유나 설명을 자세히 다 해주어야 한다. 하지만 환자의 상태와 검사가 종결되어 있는 상황이 아니므로 객관적인 정확한 설명이 되기는 현실적으로 어려운 점이 많다.

환자에 대한, 보호자에 대한, 의료진에 대한, 검사실에 대한 서로 간의 많은 이해가 필요하다. 진통이 사라졌다 해서, 초음파 검사를 빨리 했다 해서 집에 갈 수 있는 상황도 아니며, 입원결정이 났다고 해서 병실이 있는 것이 아니며, 단정 지어서 이것저것 많은 설명을 해 줄 수 있는 상황도 아니다. 환자, 보호자는 믿어야 되고, 의료진은 신뢰를 보여야 한다. 보호자가 보기에 조금 오르락 내리락 하는 맥박 수치에 너무 민감하게 반응해서도 안되겠지만 의료진은 수시로 울리는 알람소리에는 끝까지 인내심을 갖고 달려 가야될 의무와 사명감이 있다. 글쓰기 전에 전공의에게 전화해서 이 환자분의 즉각적인 처리를 지시한 후 글을 마무리 하는 지금, 한 10여분이 지났을까 다시 응급실 환자 리스트를 모니터링 해보니 일단 내과로 입원 결정이 나 버렸다. 나의 지인과 지인의 지인은 이 정도로 앞의 모든 불만을 누그러뜨리고 하루를 응급실에서 보낼 것이다. 양 옆의 환자들처럼 내일 아침에 응급실에서 보게 될 것이다. 아니 없는 입원실까지도 어떻게 하던지 만들어 내서 저녁 늦게라도 무사히 병실까지 올라가게 될지도 모르겠다. 개인 의견이지만 입원장이 나던, 나지 않던, 병실에 올라가던 응급실에 있던 병의 경과와 치료에서 크게 달라질 것은 없고 환자 대비 의료 인력의 집중, 24시간 계속적인 모니터링이 중요하다고 생각된다면 응급실이 중환자실보다 못할 것도 없다. 왜 자꾸 응급실에서 벗어나고 싶어 하는지 깊이 생각해 볼 문제다.

나는 아픈데 왜 X-선 사진과 청진소견은 괜찮다 하나?

S X P 라는 것이 있다.

누구한테 들었는지, 책에서 보았는지 내가 만들었는지 기억이 잘 나지 않지만 상당히 맞아 떨어진다. S는 Symptom(증상)이고 X는 X-ray 사진, P는 Physical examination(이학적 검사)이다. 폐렴을 예로 들면 숨이 차거나 열이 나서 응급실을 찾았는데 청진을 해서는 괜찮은데, X-ray 소견에는 폐렴이 보인다는 것이다. X-ray상에 어느 정도 이상 크기의 병변이 있지 않으면 청진 상에서 아주 자세히 듣지 않으면 알기 어려우며, 사실상 폐암이나 농양 등은 청진으로 진단되는 것이 아니므로 이 규칙대로 알아 놓는 것도 여러모로 도움이 될 수 있겠다. 결론적으로 S X P 순서대로 진행이 된다는 것인데, 모든 환자가 그런 것은 절대로 아니므로 무조건 신뢰하면 안된다. 환자의 증상에 대한 역치에 따라서, 즉 웬만큼 아파서 병원에 잘 가지 않는 분은 진통제 정도로 증상은 잠시 없어졌다가, 다시 열이 계속 나서 병원에 가면, 병의 진행시간이 어느 정도 충분히 흘러서 청진과 함께 X-ray 소견에서도 진단이 될 수 있다. 반대로 조금만 아프면 대학병원 응급실을 찾으시는 분들이 있다. 증상만 있지 X-ray나 청진을 포함한 이학적 소견에서 전혀 병변에 대한 소견이 나타나지 않는다. 의료진, 환자, 보호자 모두가 이해를 해야 하며 상황에 따라서 병이 진행될 수 있다는 것을 염두에 두고 집에 가서도 스스로 모니터링 해서 재발이나 악화 시에는 병원을 반드시 다시 찾도록 교육을 해야 한다.

병이 나아질 때는 거꾸로 P X S 순으로 생각하면 또한 상당히 맞아 떨어진다. 환자에게 변화 없는 X-ray를 계속 찍는 것 보다, 수시로 청진을 해서 환자의 미묘한 상태의 변화를 보고 필요할 때 적절히 사진촬영을 하는 것이 비용효과적일 뿐 아니라 환자와의 친밀감도 한 층 더 좋아 질 것이다.

골절이 없었다고 했는데 2주 뒤에 다른 병원 가니까?

전공의 때의 일이다. 60대의 아주머니 한분이 왼쪽 가슴을 크게 받쳤다. 밑 년차의 전공의 선생이 환자를 보아서 어떻게 사고가 났는지 외상병력은 잘 기억이 나지 않는다. 그 뒤의 응급실로 재차 내원시의 사건만 생각이 난다. 처음 내원 당시의 흉부 사진 촬영상 골절 소견은 보이지 않았고, 이학적 검사에서도 멍이 들었다든지 부어 있는 소견은 없었다고 의무기록지에 기록되어 있었다.

2주일 쯤 뒤에 환자분이 화가 많이 나신채로 응급실에 들어오셨고, 왼쪽 가슴이 푸르스름한 자줏빛과 누런빛 색깔이 섞여 있는, 보기에도 상당히 심한 멍자국들이 보였다. 새롭게 어디 다른 장소에서 자동차 사고를 당했던지, 아니면 어디서 떨어진 것이 아닐까 의심할 정도로 심해 보였다. 2주 정도의 그간의 자초지종을 알아본 즉, 골절도 없고 괜찮다고 해서 동네 가까운 병원에 다니면서 계속해서 가슴 벽에 마사지로 두드려 주는 물리치료를 받았다고 한다. 그러고 나서 어느 정도 시간이 흐른 후 색깔이 푸르스름하게 피멍이 들면서 아픈 가슴이 누그러들지 않아서 가까운 영상의학과에 들러서 사진을 찍은 바 골절소견이 보여서, 대학병원에서 몰랐을 리가 없는데(?) 라는 얘기를 듣고 2주전 우리병원에서 골절이 보이지 않는다는 말이 뇌리를 스치며 화가 나서 오신 것이다. 이 아주머니는 드물게도 초기 사진에는 보이지 않은 다발성 늑골골절이었다.

왜 이런 일이 벌어졌을까? 사고 당시 미세하게 살짝 금이 간 골절이 크게 아프지도 않고 사진 상에 보이지도 않았는데, 1-2주 쯤 뒤에 뼈가 나아가는 과정 중에 사진 상에 뼈를 둘러싸는 뽀얀 타원형의 테두리 형태로 골 생성과정이 눈에 띄어 그때서야 골절이 있었음을 알 수 있는 경우가 상당히 있다. 그래서 1-2주 뒤에 다시 사진을 찍어 보고, 계속 아프거나 붓든지 하면 다시 오시라 하는 것이 그런 것을 염두에 두고 하는 말이다. 이 환자 분이 퇴원 할 때 아마도 가만히 쉬시고 아프면 다시 오세요. 안 보이던 골절이 뒤에 사진 상에 나타날 수 있습니다. 하는 말만 덧 붙였더라면 다발성 늑골 골절에 물리치료로 가슴 벽까지 퍼렇게 멍이 드는 일이 없었을 텐데 하는 아쉬움이 든다.

신경외과를 전공한 친구의 말이 중소병원에 근무하고 있을 때 가장 걱정스러웠던 것이 고속도로나 국도에서 교통사고가 나서 자기네 병원으로 환자가 처음 와서 초기 머리 CT촬영에서 뇌출혈이나, 골절 등의 특이소견이 관찰되지 않았을 때 환자 처리가 가장 어려웠다고 한다. 그 친구가 대학병원에 전공의로 근무할 때는 그런 환자인 경우 6-8시간 쯤 뒤에 사진을 다시 찍거나, 아니면 경할 경우에 전문 중소병원으로 전원을 보내면 되었는데, 이제 자신이 거꾸로 지금 중소병원에 있는 상황이라, 집에 환자를 그냥 보내기도 찜찜하고 그렇다고 그 병원에서 6-8시간을 붙잡아 놓고, 매번 그런 환자가 올 때 마다, 당시 보험적용도 잘 되지 않는 CT를 두번씩 찍는 것이 대단히 어려운 일이었다고 고충을 털어 놓았다. 골절 뿐 아니라 처음에 아주 미세하게 두개골과 뇌사이의, 아니면 뇌 실질 내에 혹은 뇌 안의 척수액이 흐르는 부위 등을 세심하게 관찰하지 않으면 지나칠 수 있는 작은 출혈이 있을 수 있고, 전혀 보이지 않던 출혈이 하루 이틀 뒤에 또는 1주일 뒤에, 혹은 불과 몇 시간 뒤에 양이 많아져 나타날 수 있다. 이런 경우에는 두통과 구토가 심해지고 의식이 떨어지는 증후가 동반될 수 있다.

물론 대다수 사람들에서 처음에 괜찮으면 나중에도 문제가 될 가능성은 거의 없다. 본인이 십중팔구에서 구에 해당되지 않고 일에 해당될 수도 있지 않은가? 그렇다고 멀쩡한 상태로 1-2주 동안 병원에서 관찰할 수도 없는 노릇이다.

맹장염일 리가 없다. 나 식중독이다.

인턴생활을 상당기간 경험한 후의 가을 때쯤 일이다. 50에서 60대쯤으로 보이는 아저씨 한분이 술이 거나하게 취하셔서 배가 아프다며 내원했다. 당시 인턴생활이 환자에 대해 보고를 하면 전화 받은 전공의 선배들은 화부터 먼저 내는 게 먼저인 경우가 허다하다. 물론 모든 전공의 선배들이 다 그랬던 것은 아니었지만, 자상하게 받아주지 않기 때문에 환자보고에 대한 스트레스가 인턴에게 상당히 큰 부담으로 작용했던 시기이다. 전화를 받고 내려 와서도 그냥 환자를 보러 가면 될 텐데 의무 기록이 잘 못 되었네, 우리 과 환자가 아니네, 면 잔소리가 그렇게 많은지, 일부 선배들은 환자는 안 보고 다시 병동으로 올라가 버린다. 그렇다고 보고를 늦게 하다가 나중에 환자에게 문제가 생겼을 때에는 거의 동네 깡패로 변신해 버리는 선배들도 있었다. 하도 짜증이 나서 어느 때 부터인가 가벼운 외상이나 수술이 필요 없을 것 같은 복통 환자들은 그러한 보고를 하지 말고 내가 직접 처리하자, 별 문제가 있겠나 하는 생각이 들어 며칠간 전공의에게 노티(Notify, 보고)하지 않고 환자를 혼자 보고 처리를 해 보았다. 그래, 문제없네! 응급실에서 퇴원 후에는 집에서 가까운 병원을 다니라고 말씀을 드렸다. 혹시라도 우리병원 외래로 나오라 했다가는 인턴이 혼자 보고 집으로 보냈다고 생난리를 치겠지. 그렇지만 나도 환자를 처리하는 과정에서 여러 가지 문제가 생기면 안되므로 환자를 퇴원시킬 때는 한 가지 설명을 매번 덧 붙였다. 혹시라도 집에 가셔서 계속 아프거나, 아픈 곳이 오른 쪽 아래로 내려가면 맹장염으로 진행된 것일 수 있어요, 그러면 다시 응급실에 오셔야 됩니다. 그리고는 의무기록에는 늘 맨 밑에 '급성충수돌기염으로 진행할 가능성 설명함' 하고 기술 해 놓는 것을 빼먹지 않았다. 그 당시 나한테는 안전장치였지만, 지금도 전공의 선생들에게 반드시 그렇게 설명을 하라고 교육을 시키고 있고 여전히 나도 그렇게 환자 분들에게 설명을 드린다.

그런데, 이번의 이 아저씨는 전혀 충수돌기염 같지가 않았다. 환자 본인이 금일 오후에 친척 결혼식 잔칫집에 가서 소주와 잔치음식, 돼지고기 수육을 먹었고 그 이후로 계속해서 배가 아프면서 설사를 한다는 것이다. 술이 취한 상태에서 하도 환자 본인의 추정진단이 별 것 아닌 것처럼 얘기를 하셨기 때문이기도 하고, 내가 봐도 이번에는 맹장염 얘기는 할 필요도 없고 씨도 안 먹힐 텐데, 오히려 오기로 입에서 톡 튀어 나오는 말이, 그날 내가 참 힘들었던 모양이다. "아저씨 제가 봐서는 아저씨 맹장염인 것 같습니다" 그러자 아저씨 하시는 말씀이 "턱도 없는 소리 하지 마라. 술 먹고 돼지고기 먹어서 배탈이 났는데 머라카노?" 아저씨, 아무튼 계속 아프거나 하면 다시 오세요, 맹장 터지면 복막염 됩니다. 애고, 어찌됐던 또 한분의 급성 위장염 환자 처리 했네. 그런 후 이틀 뒤에 다른 인턴 선생이 나한테 와서 너 인자 큰일 났다. 고 한다. 어떤 아저씨가 너를 찾고 있고 소견서를 보여 주는 데 복막염이라고 적혀 있었다. 아! 씨, 우야노? 큰 났다. 이틀 전의 일은 까맣게 잊어버리고, 외과 전공의가 내려오면 초주검이 될 게 분명하다. 오늘 집에 가기는 글렀다. 아니 찍혀서 일주일 내내 고생할 것이다. 아저씨가 눈에 보였다. 난 기억도 안 나는 데, 이분이 하시는 말씀이, 선생님 말씀하신대로 복막염이 되어 버렸다고 맹장염이 맞았다고, 아!!! 그 아저씨다. 전혀 충수돌기염 같아 보이지 않았던, 식중독이라 우겨 되던, 그 아저씨... 하 하 조금은 안도가 되었지만, 문제는 외과 전공의들이다. 하지만 2일전의 상황을 다시 돌이켜 생각할 때 아저씨께 그렇게 얘기는 했어도, 그 때 그 증상, 징후가 외과적인 소견과는 전혀 맞지 않아서 당시 상황으로 돌아가더라도 외과 진료를 받게 되었을 가능성은 전혀 없었고, 다행히 조금 친한 외과 전공의 선배가 잘 이해를 해 주어서 크게 혼이 나지 않고 넘어갔다.

요즘도 충수돌기염의 초기 단계에서 어느 정도만 의심이 되는 상황에서는 환자처리가 쉽지 않다. 금식을 하면서 응급실에서 관찰을 하고, 복부CT촬영을 한 후 조차에도 확진이 되지 않는 수가 있다. 일부 환자나 보호자들은 급성 충수돌기염에서 급성이라는 말에 아주 급히 바로 수술을 해야 하는 줄 아는 환자분들이 많다. 급성을 빼고 조금 여유 있게 주기적인 관찰과 함께 확진에 가까운 진단이 필요할 것으로 생각된다.

밥 먹어도 되나요?

먹는 게 보약이라고, 그건 안 아플 때 얘기이다. 밥 먹어도 되나요? 라고 물어 보는 분들이나 보호자들은 평소 규칙적으로 하루 세끼 꼬박 식사를 하시는 분들일까?

손이나, 발에 문제가 생기면 그 부위를 쉬어주는 것이 치료의 기본원칙이고 머리가 아프거나 뒷목이 뻐근하면 일단 편히 휴식과 안정을 취하는 것이 상식일진데, 뱃속은 눈에 안 보이니까 평생 그 밥을 소화시키느냐고 고생했는데, 이상한 것을 먹어서 염증이 생겨서 장이 마비가 와 있는 상황에서, 또 무엇을 먹으려고 하나? 혹시라도 수술할 병으로 진단이 이루어지면 금식시간을 따져봐야 된다. 수술시작 시간이 많이 지체 될 수 있다. 또한 금식이 필요한 각종 영상 및 혈액검사도 있다.

웬만큼 배가 아프고 설사를 하는 질환들은 금식만으로도 상당한 효과가 있다. 장이 마비가 온 상태에서 어떠한 것이라도 먹으면 배가 점점 불러와서 통증이 더 심해 질 수도 있다.

가족, 친지들이 병원에 오실 때 각종 음식을 갖고 오는 것이 우리나라의 관례이고 정서적으로 훈훈해서 보기 좋다. 갖고 온 분들이 한 술 더 떠서 의료진에게 와서 꼭 물어본다. 뭐 먹어도 되냐고, 질문을 당한 의료진은 의무기록을 보고 담당주치의를 찾아서 또 물어봐야 된다. 담당주치의 마저 한번 더 생각해 봐야 한다. 일부러도 금식하는 데, 꼭 응급실에 한나절 있으면서 식사를 하는 것이 과가 많을까, 실이 많을까 생각해 볼 필요가 있다.

내 가방은?

요즘은 거의 없지만 예전에는 엄청 무더운 날씨에도 불구하고(혹은 날씨와 관계 없이도) 학교 운동장이나 연병장에서 꼼짝하지 않고 오랫동안 서 있다가 한두 명씩 푹푹 쓰러지는 모습을 기억할 것이다. 내 기억에는 주로 앞에 서 있는 사람보다 맨 뒤쪽 사람들이 쓰러진 기억이 많았던 것 같다. 그런 것을 보면, 어느 정도는 주위환경과 함께 정신력도 실신이 일어나지 않게 하는 요인이 아닌가 하는 생각이 든다.

실신이라 함은 자세의 소실(쓰러짐)과 함께 갑작스럽고 일시적인 의식의 소실을 일컫는다. 여기서 자세의 소실과 일시적이라는 말에 흥미가 있다. 맨 뒤에 서 있던 학생이 첫 번째로 쓰러진 것은 실신이 분명할 수 있지만 업혀 가면서 눈을 뜨고 쳐다보는 모습을 보고 옆에 서 있던 학생이 두 번째로 쓰러진다면 조금은 의심스러울 수도 있다. 이렇듯이 일단 쓰러지고 나서는 의식을 차린다. 하지만 꾀병이 아니다. 의식이 돌아왔다고 그 자리에 다시 세우면 절대로 안 된다.

뇌로 가는, 특히 뇌간부위로의 혈류가 감소하는 원인을 제공하게 되면 의식을 잃게 되는 데, 서 있는 자세가 오랜 장시간이 되고 더운 날 피부 바깥의 혈관이 확장이 된다면, 거기다가 각종 약물을 복용하는 어르신들이라면, 실신이 일어날 가능성이 높아지는 것이다.

뇌로의 혈류가 감소하는 원인으로는 여러 가지가 있을 수 있다. 부정맥이나 심근경색을 포함하여, 심장에 문제가 있어서 심박출량이 감소하는 경우, 뇌혈관 자체에 문제가 있는 경우, 복부나 흉부에 위치한 대동맥이 파열이 되거나 박리가 된 경우, 이런 경우는 드문 경우이지만 생명에 위협적인 경우이므로 관심을 가져야 된다.

그 외에 흔한 유발 원인들로는 소변중이나 직후, 기침을 하다가, 무언가를 삼키던 중, 머리를 갑자기 돌리다가, 넥타이에 압박되어서, 한쪽 팔을 많이 쓰는 운동을 하던 중 등 여러 가지가 있다.

병원 내에서 시술을 하다가 눈앞에서 실신을 하는 것을 가끔 본다. 해부학 실습이나 수술실 장면을 처음 목격하고 놀라서 넘어가는 경우, 의료진들 중 손바닥이 찢어져 대수롭지 않게 생각하고 침대에 눕히지 않고 그냥 세워서 꿰매주다가 땀을 뻘뻘 흘리면서 기립성 저혈압이 생겨서 쓰러지는 경우가 있는가하면, 진단 검사실에서 채혈을 하다가 뼈를 덮는 막인 골막을 건드려서 예기치 않은 극심한 통증을 갑작스럽게 느껴서 쓰러진 채로, 침대에 눕혀서 응급실로 내려 보내진 아주머니가 기억난다. 서두에 언급을 했듯이 응급실에 내려오면서 벌써 의식은 돌아 온 상태이고, 그 아주머니께서 눈 뜨시고 하시는 첫 말씀이 '내 가방은'이라고 하는 걸 보니 채혈 했던 이벤트 이외의 다른 큰 문제가 아주머니에게 있을 것 같지는 않았다.

칫솔을 삼켰어요

20대의 건장한 청년이 양치질을 하다가 칫솔을 삼켰다면서 찾아 왔다. 어찌 이런 일이, 목이나 식도에 생선가시가 걸렸다던가, 돼지고기 수육이나 김치 같은 것이 식도와 기도 입구에 걸려 급하게 응급실에 오는 경우는 보았어도 이번 건은 참으로 희귀한 경우이다. 어찌되었든지 간에 응급으로 빨리 빼내주어야 한다. 식도에서 위로 넘어가 버리면 수술을 해야 할 수도 있다. 환자는 가슴이 조금 답답함을 느꼈지만 다행히 그 외 특별한 증상을 호소하지는 않았으며 혈압이나 맥박도 정상이었다. 내시경으로 칫솔이 나올까 약간 걱정스러웠지만 다행이도 무사히 빼낼 수 있었다. 그런데 좀 이상한 점이 있다. 식도에서 보인 칫솔의 방향이 이상하다. 양치를 하다가 넘어갔다면 칫솔 자루가 식도에서 먼저 보여야 할 것인데, 웬걸 솔 부분이 먼저 나타난 것이다. 이상하다. 예측 건데, 가끔 정신질환자가 이것저것 엉뚱한 것을 삼키는 것을 경험한 적이 있다. 손목 줄을 제거한 쇠로 된 시계몸통을 삼킨 경우는 이해가 되어도, 설마 길쭉한 칫솔을 일부러 삼켰을까? 아무튼 양치를 한 것은 아니다. 병력청취가 잘 못되었거나 거짓말을 했거나 정신질환이 의심되는 상황이다. 호기심 많은 친한 책임간호사에게 환자한테 다시 가서 조용히 물어 보라고 하니, 사실인즉 전날 먹은 술 때문에 속이 좋지 않아서 일부러 구역질을 하려고 칫솔 자루 쪽으로 혀를 저 뒤쪽까지 눌리다가 그만 쑥 빨려 내려갔다고 한다. 그러면 그렇지, 이제 이해가 된다. 수술까지 갈 뻔 했던 위험한 상황이었지만 의료진들에게 놀라움과 함께 경각심, 그리고 큰 웃음을 주었다.

땅콩 조심하세요

김천에서 땅콩가게를 하시는 사촌누님께서는 병원에 일이 있어서 들리실 때 가끔 땅콩을 잔뜩 갖다 주신다. 나는 땅콩을 언제부터인가 좋아하지 않는다. 절대로 집에 가지고 가지 않는다. 하물며 장모님께서 직접 농사지었다고 가져오시는 땅콩을 종이가방에 넣어 두었다가 아침에 병원에 가져와서 의료진들과 함께 나누어서 다 먹어버린다.

20여년 전 인턴 때의 일이다. 지금과 비교하면 상당히 원시적인 아날로그 형태의 병원이다. 인터넷이 막 시작되려는 시기로 기억된다. 요즈음 웬만한 호흡부전 환자나 중증환자들에게는 인공호흡기가 쉽게 적용되고 사용될 만큼 공급이 원활해 졌지만 당시에는 손틸레이트(인공호흡기를 영어로 ventilator, 벤틸레이터라 함)라고 해서 기계 대신에 누군가가 호흡주머니(앰부백, Ambu bag)를 손으로 직접 눌러 주어서 고농도 산소를 환자의 기관내로 짜 넣어 주어야 했다. 그 일을 24시간을 넘어서, 어떤 환자는 2주 이상 손틸레이트를 해야 하는 경우도 있다. 물론 인턴 혼자 할 수는 없고 계속 몇 시간씩 하면서 다른 인턴과 교대를 한다. 재수가 좋으면 다른 환자의 인공호흡기가 탈착되어서 소독 후 사용 되어지면 드디어 인턴의 임무는 잠시 해방되지만 이내 다른 환자가 또 생긴다. 과를 불문하고 주요 메이저 과(주로 내과, 신경과, 신경외과 등)에는 이런 환자분들이 흔히 있어서 으레 그러려니, 그렇게 새삼 부담스럽게 느껴지는 일은 아니다. 그런데 인공호흡을 계속 교대로 하고, 자기의 주어진 주 임무들을 하고, 또 인공호흡을 해주고 하다 보면, 환자도 여러 명이고 병실에 갔다가, 중환자실에 갔다가, 응급실에 갔다가, 내가 지금 인공호흡을 해 주고 있는 이 환자가 지금 어떤 상태인지, 무슨 환자인지? 의문이 들 때가 있지만 일일이 다 확인 해 보지는 않았던 것 같다.

그러던 중 신경외과 중환자실에서의 일이다. 인턴으로써 신경외과는 당시에 워낙 고되고 잠잘 시간이 없이 매우 중한 환자들이 넘쳐 났던 곳이라 대대로 인턴들에게는 기피의 대상이었다. 3주간에 3명의 인턴이 근무를 하고 각자 맡은 임무가 정해져 있다. 1주차는 병동, 2주차는 중환자실, 3주차는 수술실, 그렇게 돌아도 힘든데, 하필이면 내 앞 번호가 공중보건의 생활을 마치고 들어오는 5월턴이다. 5월이 되어야 들어오는데, 지금은 4월, 인턴 시작한지도 얼마 안 되고, 최악의 상황이다. 지금 밤인지 낮인지 구분도 안 되고 저게 달인지 해인지 구분도 안 되는 시각에 병동에서 하루 온 종일 아무 생각 없이 계속 혈액채취(샘플링)하랴, 상처 드레싱 하랴, 어제부터 잠도 자지 못하고 그럭저럭 적응해 가고 있을 즈음 호출이 또 왔다. 중환자실에서, 손틸레이터 임무다. 1층 병동에서 끝도 없는 드레싱, 샘플링을 하다가, 다시 5층 중환자실로 간다. 음, 이제는 왔다 갔다 돌아다닐 필요는 없고 가만히 앉아서 손으로 공기를 짜주기만 하면 된다. 대상 환자를 찾아서 자리 잡고 앉으니 웬걸, 뽀얀 귀엽게 생긴 5세 된 남자아이가 눈을 감고 조용히 누워 있다. 뇌 수술을 했나? 무슨 일이지, 교통사고가 났나? 일단 호흡을 계속 넣어주면서 상황을 알아보니 다름 아닌 원인은 땅콩이었다. 목에 걸린 거다. 기도입구를 막아 버렸다. 아! 참 안 됐구나! 손에 잡힌 앰부백(Ambu bag)에서 환자로부터의 저항이 느껴지지 않는 것을 보니 자발호흡이 없어서 예후가 좋지 않겠구나 하는 생각이 들었다.

삽관 튜브가 빠지지 않도록 하면서 조심스럽게 어른 보다 적은양의 호흡을 넣어 주는 것이 여간 신경이 쓰이는 것이 아니었다. 몇 시간이 지났을까? 아빠로 여겨지는 남자 한분이 나와는 반대쪽의 애기 옆에 앉아서 두 손을 모은다. 선글라스를 끼고, 아니다. 그 보다 진한 안경, 내게 말을 하지 않으시고 조용히 그냥 앉아만 있다. 이분은 아마도 앞을 보지 못하는 상태이다. 잠시 뒤에는 여자 한분이 들어오셨다. 엄마인 것 같다. 그런데 이분도 말이 없다. 이분은 알고 보니 청각장애인이셨다. 아! 이럴 수가 갑자기 가슴이 싸리하고 뜨끈해지면서 눈물이 핑 돌았다. 얼마나 어렵게 가진 아이일진데, 이렇게 귀엽게 잘 키웠는데, 태어났을 때 얼마나 많이, 누구보다도 기뻐했을 텐데, 누구를 보고 어떤 위로를 해 줄 상황이 아닌 것 같다. 단지 호흡만 열심히 짜줄 수 있는 인턴이 무슨 다른 도움이 될까 엄마하고의 눈빛 교환과 고개만 조금 긍정적으로 끄덕여 주는 수밖에... 몇 시간 후 신경외과 전공의 선배와 교대를 하고 아침부터 계속 드레싱을 하던 1층 병동으로 다시 내려가서 그 애가 뒤에 어떻게 되었는지 기억이 나지 않는다. 그 뒤로 중환자실에서 봤던 것 같지는 않은 데 기억을 하기 싫은 마음일까, 좋은 곳에서 잘 살고 있을 것이라 믿는다. 아무튼 자그마한 애들 앞에 땅콩 같은 것을 절대로 가까이 두지 말 것을 권유한다.

매년 그 때가 되면 전화가 온다.

거의 20여 년 전쯤 전공의 1년차 때의 이야기이다. 40대 중반의 건장한 남자분이 연세 드신 모친과 함께 배를 움켜지고 구역질을 하면서 응급실을 찾아 왔는데, 정신도 그렇게 맑아 보이지는 않았다. 구토한 내용물에는 피가 섞여 있었다. 식도와 위를 포함한 상부위장관의 출혈성 궤양이나 정맥류파열이 있을 가능성이 있다.

혈액검사와 영상촬영, 위내시경 등을 시행한 후 이분의 몸에서 여러 가지 중대한 이상들이 관찰되었다. 우선 급성췌장염으로 인해서 극심한 복부 통증과 함께 심한 탈수소견을 보였고, 간경화와 함께 식도정맥류가 관찰되었으며 다수의 위궤양병변이 있었다.

이분은 매일 매일 과량의 술을 섭취해 왔으며, 식사는 거의 하지 않고, 최근 2일 정도는 술을 먹지 않은 상태로 몸이 심한 대사성 산증상태를 보였고, 계속 먹어오던 술을 이틀간 먹지 않아서 약간의 섬망(delirium) 증상을 보이는 상태로 협조가 쉽게 되지 않았다. 자꾸 침대에서 일어나려고 하고 몸을 가만히 누이지를 못하고 팔다리를 휘젓는다. 난폭한 정도는 아니나 정상적인 대화가 불가능하고 우선은 환자가 자꾸 움직여서 결정적인 중요한 치료가 불가능해서 사지를 침대에 묶어 두었다.

20여 년 전에는 다른 질환 없이 심한 등급의 췌장염 하나만 있더라도 엄청난 탈수가 동반되어서, 금식을 하면서 보통 다른 사람들에게 주입하는 수액의 양보다 6-10배 이상을 빠른 속도로 공급해 주어야 했다. 당시, 느끼기에 췌장염은 뱃속에 불이 났다는 비유를 할 정도로 많은 수액을 과량으로 투여해도, 불을 제대로 잡지 못하는 화재현장과 같은 느낌이 들곤했다. 요즘은 그렇게 까지 술을 과하게 많이 드시는 분이 없으신 것인지, 아니면 췌장염에 대한 치료약과 의료기술이 발전을 한 것인지, 여러 가지 동반된 질환이 없이 췌장염만으로 응급실에 오시는 분이 많아서 인지, 췌장염 자체가 그렇게 심각한 병으로 느껴지지 않는다.

중심정맥삽관 이라 해서 심장으로 들어가는 굵은 정맥을 확보해야 하는 경우가 있는 데, 바로 이 환자분에게는 당연한 일이다. 목의 측면이나 쇄골 위 또는 쇄골 아래로 지나가는 굵은 정맥중의 하나를 확보해야 한다. 그 쪽으로 많은 양의 수액과 함께, 혈액공급, 필요시에 혈압을 높여주는 승압약제를 상황에 따라서 투여할 것이다. 그리고 중심정맥압을 수시로 측정해서 몸의 체액상태, 심장의 상태를 직, 간접적으로 모니터링 할 것이다.

중심정맥삽관은 테크닉에 비교적 익숙한 응급의학과 의사들에게는 일반 말초혈관을 잡는 것보다 쉬워 보일 수 있고, 워낙에 자주 해서 그렇게 부담되는 시술도 아니거니와 시술에 대한 부작용이 생길 가능성은 매우 드물다. 간혹 혈관아래 가까이 위치한 폐를 찔러 폐와 가슴벽 사이로 공기가 새어 나오는 기흉이 생기는 것이 가장 신경이 쓰이는 데, 설령 생기더라도 작은 기흉은 그대로 관찰하고 큰 기흉은 환자 또는 보호자에게 심신으로 부담이 되겠지만 다른 시술을 통해서 따로 공기를 제거해 줄 수 있기 때문에 그 자체가 생명에는 지장이 없다. 다시 말하지만 지극히 드물게 발생하는 일이다.

기흉 이외에도 부정맥, 감염, 출혈 등 여러 가지 부작용들이 생길 수 있지만 이 또한 비교적 드물다.

시술자체는 준비를 하는 과정에 소모되는 시간에 비해서 익숙한 의사에게는 순식간에 성공적으로 끝나는 경우가 많다. 시작하기 전에 보호자에게 시술에 대한 설명과 동의를 구하는 과정이 가장 중요하고 오히려 시술시간보다 길게 느껴질 수 있다. 예전에는 인턴 선생들 한테 동의를 구하라 하고, 인턴과 보호자가 계속 얘기를 나누고 있는 장면을 보면서 동시에 시술준비를 마치고 환자에게 벌써 시술을 하고 있는 장면이 많이 떠오른다. 환자 상태가 중대해서 동의를 하고 말고가 중요한 것이 아니었던 것이다. 동의를 해 주지 않아도 시술은 반드시 해야 하는 경우가 많다.

당시 다른 때와 마찬가지로 환자의 모친에게 해야 하는 당위성과 생길 수 있는 부작용 등에 대해서 말씀을 드린 후에 평소처럼 중심정맥삽관을 다소 설치는 환자분에게(팔을 묶어 났기 때문에 시술은 할 수 있었지만 보통 때 보다는 위험했고 쉽지 않았다) 성공적으로 시술을 마치고 중심정맥압을 측정한 후 많은 양의 수액을 투여하기 시작했다. 소변 양을 주기적으로 측정하고 여러 가지 약물을 투여하고 환자를 진정시키려고 노력을 했다. 이 환자분이 당시 가장 중한 환자이기는 하나, 주요한 치료를 어느 정도 마쳤고 그 와중에 다른 중증 환자들이 많이 들이 닥쳐서 잠시 잊을 정도로, 어느 정도 마음은 놓였다. 그렇지만, 몇 번의 진정제 투여에도 불구하고 환자분이 주기적으로 몸을 뒤척이고 소리를 지르고 해서 의료진들의 신경이 여간 쓰이는 것이 아니었다. 그러나 당시에 워낙 다른 환자들이 많았고 환자대비 의료진 수가 요즘에 비해서 턱도 없이 부족한 상황이라 한 환자에게 너무 많은 시간을 할애하기가 곤란했다. 시간이 많이 흘러서 저녁인지 새벽인지 기억이 가물 할 때쯤, 간호사가 뛰어와서 중심정맥라인을 환자가 뽑아 버렸다고 한다. 이런! 어떻게 한 건데, 그걸 뽑다니! 뽑은 피부천자 자리로 많은 양은 아니지만 환자가 섬망으로 가만히 있지 않는 통에 피가 뚝뚝 바닥으로 흐르고 있고 난리다. 그런데 묶어놓은 줄을 어떻게 한 거지?

어떻게 된 거야? 알고 본즉 아들이 하도 묶여져 있는 상태에서 버둥버둥 몸을 가만히 있지를 않으니 모친이 많이 안 되어 보여서 의료진들이 안 보는 사이에 그만 풀어 주었다는 것이다. 아! 뽑아 버린 쪽으로 다시 삽관하기가 쉽지 않다. 일단 환자를 다시 묶고 어찌 어찌해서 또 라인을 잡았다. 창밖을 보니 어두컴컴한 밤이 환한 응급실과 대비되는, 한사람의 생명이 왔다 갔다 하는 생사의 갈림길과 비슷한 으스름한 분위기다.

어느 정도의 시간이 흘러서, 또 다시 일이 벌어졌다. 모친이 또 풀어 주었다. 모친께 그렇게 하지 마시라고 간곡히 설명 드리고 나서 또 시술을 시작했다. 앞의 두 번의 시술보다 더 어렵고 시간도 많이 소모가 되었다. 이 환자분은 이 시술을 하고 안 하고의 문제보다 몸 상태가 아주 심각해 보였다. 언제 심정지가 올지 모를 정도의 극심한 대사성산증과 심한 탈수, 거기다가 섬망까지, 몸의 상태가 상당히 어려워 보였지만 지금 해 줄 수 있는 것은 우선 라인을 확보하는 것이다. 라인을 뽑은 자리의 혈종이 크게 생겨서 이번에는 반대쪽의 혈관으로 접근을 해서 겨우 라인을 잡았다. 그 뒤로는 잘 생각이 나지 않는다. 다른 환자들을 보고, 당직교대를 하고, 기억이 가물가물한데 여차 여차 해서 한 두 번 더 뽑은 후였는지, 결국은 몸의 상태가 심장에 부담이 오고, 저혈량성 쇼크 상태를 극복하지 못해서 환자를 구하지 못했다. 모친과 아들 둘만 살았던 것 같은데, 당시에 왜 그리도 묶은 줄을 자꾸만 풀어 주셨는지... 그 생각만 자꾸 난다.

몇 년이 지난 후에 과장님께 인사드릴 일이 생겨서 병원에 들렀다. 연구실에 들어가니 어떤 분과 전화를 하고 계셨는데, 이상한 것은 과장님께서는 손짓으로 소파에 앉아라고 하시면서 전화기에 귀를 기울이고 듣기만 하시고 있다. 무슨 일이지?

한 참을 그렇게 듣기만 하시더니만 말 한마디 없으신 채 수화기를 내려 놓으셨다. 탁자로 오셔서 평소처럼 싱긋이 웃으시면서 하시는 말씀이 그 때 그 모친이시라 한다. 전화 온 그날이 아들의 기일이란다. 매년 기일에 맞추어서 과장님께 전화를 하셨던 모양이다.

모친은, 뒤에 안 일이지만 묶은 줄을 당신께서 풀었던 것 보다, 중심정맥삽관 자체에 많은 혐오를 갖고 계셨던 것 같다. 동의서를 작성하면서 필요성과 부작용을 설명할 때, 부작용으로 출혈을 할 수도 있다는 말에, 묶은 줄을 풀면서 흘린 피, 여러 차례 라인을 잡으면서, 환자가 이래저래 설치면서 흘린 피, 여러 차례 시행할 수 밖에 없었던 중심정맥삽관에 많은 원망을 가지고 있었던 것 같았다. 이와 함께 이런 저런 넋두리를 과장님께 매년 한번 길게 토로하시고 대화 없이 전화를 끊어 버리신다고 한다. 지금도 계속 전화가 오시는지 궁금하다. 시간이 많이 흘러서 살아 계신다면 연세가 많이 드셨을 텐데...

아무도 손 못 대는 환자

50대 초반의 남자 한분을 경찰관들이 양쪽에서 팔짱을 끼고 가족들과 함께 응급실로 들어 왔다.

짐작컨대 어디 다쳐 보이지 않고, 또한 환자가 쳐다보는 눈이 그렇게 심각해 보이지는 않는다, 그런데 뭔가 좀 이상하다. 한 두번 눈을 깜박거리는 것이 원래 저러시나, 일부러 카나? 옆에 있던 잘 생기고 키가 큰 건장한 남동생이 환자가 자기 형님인데 잘 좀 봐 달라고 얘기를 한다. 그리고는 그 동생이 잠시 옆으로 가서 다른 사람들과 얘기하는 찰나에, 이 형님이 하는 말씀인즉, 순식간에 짧게 내가 환자가 아니고 저기 저 동생이 환자란다. 정신질환이 있다고 한다. 일부러 이런 연극을 해서 데리고 왔다고 한다. 태권도 국가대표 출신에 특전사(?) 경력까지, 거기에 영화배우 빰치는 출중한 외모, 겉으로 봐서는 보통사람들은 모르겠지만, 우리가 보기에 왔다 갔다 하는 모습이나 말투를 봐서 문제가 좀 있어 보이기는 했다. 데리고 온 보호자분들은 동생을 입원치료 시키기를 원한다. 하지만 다칠 수 있으니까 조심하라고 당부한다. 고양이 목에 방울달기 보다도 어렵다. 환자에게 다가 가기도 곤란할 정도로 중압감이 온다. 정신과 병동에 계시는 힘과 함께 어느 정도 무술(?)까지 하신다고 믿었던 분들을 호출했다. 오! 그래도 안 된다. 도저히 불가능하다. 동생분이 다행이 폭력적으로 보이지도 않고 신사적이지만 제어해서 진짜 환자로 만들기는 진정 어렵다. 예사롭지 않은 품새, 걸음걸이, 잘못되어서 돌려차기라도 한 번 하는 날에는... 정신과 무술인(?), 경찰관, 형님, 모두 공감하고 이해한다. 어쩔 수가 없다. 형님이 환자로 계속 행세하도록 설명 드리고 정상적인 퇴원절차 설명과 함께(동생이 계속해서 옆에 붙어 있으므로) 조용히 아무일 없이 서로들 인사하고 응급실 밖을 나선다. 그날은 가끔 들이 닥치는 조폭들 보다도 더 긴장되고 조심스러웠던 날이라 기억이 된다.

술에 만취한 한사람이 응급실 전체를 OFF

인턴 수련 때의 일이다.

50대 중반쯤 보이는 남자분이 외상도 없고 어디 아프다는 곳도 정확히 없어 보이는 데, 자정쯤 되어서 응급실에 들어왔다. 그런데 술이 만취가 된 상태이다. 아픈 곳을 정확히 호소는 하지 않지만 보통 사람들이 대학병원 응급실을 들어왔으면 그래도 뭔가 이유가 될 만한 것이 있을 수 있겠지, 설마 술기운으로 들어 왔을라?

술도 깨우고 검사도 하려면 정맥라인을 잡아서 혈액도 채취하고 수액도 공급을 해야 하므로 일단 사지 억제를 해서 침대에 눕혀서 검사 시행 후 응급실 한쪽 조용한 곳에 옮겨서 수면을 취하도록 했다.

새벽 2시경이 됐을까? 나는 응급실 중간 너른 공간에서(당시에는 소수술실이 없었음) 머리에 15cm 가량의 열상이 있는 분의 봉합을 하고 있었다. 앉아서 하기에는 워낙 상처가 심해서 이용소 사장님처럼 서서 이리 갔다 저리 갔다 하면서 열심히 정신없이 하고 있는 데, 저쪽 구석에서 아까 선배가 묶어 놓았던 그 술이 취한 아저씨가 혼자서 억제를 풀고서는 자리에서 일어나고 있는 중이었다. 눈을 부라리고 쌍욕을 하면서 침대에서 내려오고 있다. 누가 묶었냐고? 순식간에 주위를 둘러보니 가운을 입은 사람은 나 밖에 없다. 그새 다 어디 갔지? 그런데 이 분 술이 덜 깨어서 비틀 비틀하면서 응급실 중간에서 세월아 네월아 하면서 여유 있게 봉합을 하고 있던 나 한테로 지금 뛰어오고 있다. 아! 순간적으로 억울한 생각이 든다. 그래도 내가 묶은 것은 아닌데(?), 현재 가운 입은 사람은 응급실 안에 내 밖에 없으니까! 아저씨는 자기 주체도 못하면서, 그래도 넘어지지 않고 내 가까이 왔다. 봉합하던 침대를 마주하고 죽인다면서 날 잡으려고 한다. 아! 이 야심한 새벽에 이 무슨 이런 일이 세상에서 제일 불쌍한 일개 인턴한테 발생하다니... 아저씨하고 침대를 두 세 바퀴 돌았나? 아저씨가 갑자기 안 되겠던지 옆에 있던 의자를 집어 들라고 한다. 이제 안 되겠다.

끼고 있던 글러브도 벗어 버리고 이제 멀리 도망가야겠다는 생각이 들었다. 응급실 출입문으로 달려 나가면서 흘깃 옆 눈으로 보니 선배 인턴과 간호사들이 산모 내진실 커튼 뒤에서 빼꼼이 내다보면서 안됐다는 것이, 조금 미안해 하는 것 같기도 하고, 그러면서도 살짜기 웃고 있는 것 같기도 한 모습을 순식간에 뒤에 남겨두고 바깥 복도를 향해서 내 달았는데 이 아저씨는 복도까지 따라 나왔지만 그 이상은 쫓아오지를 못했다. 인턴 숙소까지 한걸음에 뛰어가서 한숨을 돌리고 있던 중에 응급실에서 전화가 왔다. 이제 내려와도 된다고, 누가 불렀는지 경찰들도 와 있다. 이 아저씨의 불만은 응급실에 왜 왔느냐의 이유는 어디가고 없고, 왜 자기를 묶었냐는 것이고 경찰관들도 우리에게 물어 본다. 왜 묶었지요? 아무튼 새벽이 지나고 간밤에 응급실에 무슨 일이 있었는지, 지난밤의 당사자들 외에는 알 길이 전혀 없을 정도로 무척 평화스럽다. 아침이 밝아오자, 간밤의 그 아저씨가 경찰서에 다녀오고 정신이 맑아져서 미안하다며 음료수 박스를 하나 가지고 응급실에 들어오셨다.

기침하다가 갈비뼈가 부러짐

32세 여자 분이 오른쪽 가슴의 바깥쪽 아래 부위의 통증을 호소하면서 응급실에 들어왔다.

최근에 어디에 부딪치거나 넘어진 적이 전혀 없었고, 기존에 앓고 있는 질환이 없었다. 여러 가지 혈액검사소견은 정상이었고, 일반 X선 촬영에서 특별히 골절을 포함한 이상소견은 관찰되지 않았다. 오로지 지난 2개월 동안 기침이 계속 지속되어서 개인 이비인후과에 다니고 있었다. 아픈 부위에 압통이 관찰되었다. 혹시나 해서 컴퓨터 단층촬영을 한 결과 우측 7번째 늑골에서 자그마한, 간과하여 지나칠 수도 있는 골절소견이 보였다.

기침을 하다가 갈비뼈가 부러질 수 있다는 것을 아는 사람은 잘 없다. 이는 상당수의 의료인들도 대부분 잘 모른다. 외국에서 증례발표를 한 흔적을 찾아볼 수 있다.

물론 갈비뼈의 골절 자체는 크게 문제가 되지 않는다. 많이 아프면 진통제를 복용하고 골절이 아물 때까지 그냥 지켜보면 된다. 골절이외에 이차적으로 기흉이나 혈흉, 폐좌상 등의 발생이 문제가 될 수 있다. 문제가 되지 않는 갈비뼈 골절을 진단하지 못하고 일반적인 근골격계의 염좌로 치부를 해 버리면 다소 문제가 발생할 수 있다. 무슨 소리 인고 하니 검사상에 문제가 없다 하는 데 왜 아프지? 삐었나? 결렸나? 하면서, 만일 골절이었을 경우에는 쉬어주고, 괜찮아질 것이라는 설명을 들었을 텐데, 도리어 반대로 환자가 자가로 운동을 한다든지, 물리치료를 받거나 해서 어중간한 골절 부위를 더 확실한 골절로 키워서 상태가 악화될 수 있다.

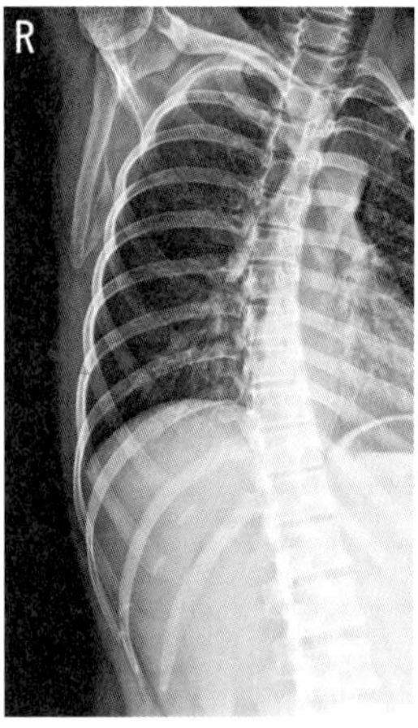

사진 11) 갈비뼈가 골절된 X선 사진

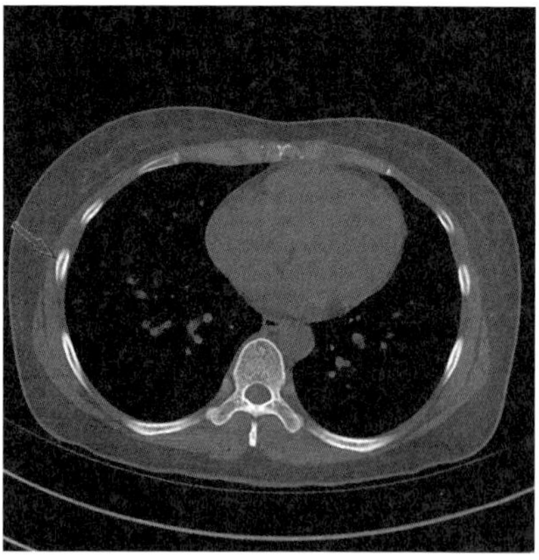
사진 12) 갈비뼈가 골절된 CT 사진

어느 정도의 기침은 기관지와 폐에 대한 보호 작용으로 매우 중요한 몸의 필수 기능이지만 심한 지속적인 기침은 적절한 약을 사용해서 제어를 해 줄 필요가 있겠다.

아들 결혼시켰어요.

어느 여름 오후 녘이었다. 보호자 대기실 옆을 지나가다가 누군가의 눈이 나를 응시하고 있다는 느낌이 들었다. 중년의 아주머니 한 분이 약간 머뭇거리면서 아는 채를 하시며 인사를 하신다. 아! 네 하면서 누군지는 모르겠으나, 무안할까 싶어서 얼른 인사를 받아 드렸다. 순간적이나, 누구시지? 친척도 아니고, 음, 환자였었나, 보호자였었나, 도저히 생각나지 않는다. 그런데, 한 수 더 떠시는 것이, 우리 아들 결혼시켰어요. 하시는 것이 아닌가! 이건 또 무슨 소리인지? 예-에? 결혼요? 교수님이 결혼시키라 안했습니까? 감사드리고 말씀을 드려야 할 것 같아서 인천에서 왔다고 하신다. 아-아, 이제 생각이 난다. 아니, 다행이도 억지로 순간적으로, 기억을 해 내었다.

몇 개월도 훨씬 지난 일이다. 아침 회진을 도는 데, 젊은 20대 후반의 남자가 수면제를 복용하고 번개탄을 피워서 자살시도를 한 후 응급실을 내원한 후 주요 치료를 마친 뒤 침대에 누워 있었고, 당시 옆에는 보호자가 두 분이 계셨다. 한사람은 모친으로 보였고, 다른 20대 중반의 여성은 동생인지? 확실치 않아 혹시나 해서 관계가 어떻게 되냐고 물어 보았다. 여자 친구라 한다. 전공의 선생한테서 자살시도에 대한 자초지종을 들었다. 둘이서 서로 좋아 하는데, 남자 집에서 절대적으로 결혼을 반대하고 있다고, 순간, 나도 모르게 옆의 모친에게 지금 생각해 보면 조금 오버(?)하는 말을 해 버렸다. 둘이 좋아 하는데 결혼시키세요, 아들 죽는 것 보다 안 낫습니까?

그러고는 다음 환자 회진을 위해서 자리를 떴든 기억까지 난다. 아마도 나는 짧게 큰 의미를 두지 않고 던졌던 말에 모친께서 단단히 머릿속에 담고 결혼을 성사시켰던 모양이다. 어머니 말씀이 그날 아들을 새로 얻었다고 생각해서 아들이 원하는 대로 해 주었다고, 그리고 지금 잘 살고 있다고 말씀하셨다. 지난번 회진 때처럼 또 짧게 말씀 드렸다. "어무이, 참 잘 하셨습니다. 자알 살껍니다. 좋네요"

가운을 입은 사람의 말 한마디의 위력이 환자나 보호자의 마음을 움직이고, 생활습관까지 바꿀 수도 있겠구나 하는 것을 새삼 다시 한 번 느껴본다.

내가 그 카 –알 레벨로 보이나?

우리나라에는 처음에 어찌 시작되었던 간에 마약성 진통제를 주기적으로 맞아야지 생활이 되는 분들이 꽤나 있다고 생각된다. 이분들 중의 대부분은 물론 암환자, 척추질환자, 만성췌장염환자 등 다 타당한 적절한 이유가 있다. 그런데, 문제는 닭이 먼저냐, 계란이 먼저냐는 얘기가 있듯이, 나중에 가서는 병과 통증과 마약주사 간에 한번씩 의문이 들 때가 있다. 통증이 있다고 믿어야 하는 데, 의심이 들 때가 가끔 있다는 말이다.

중소병원의 응급실에서 일하고 있을 때의 일이다. 2층에서 어떤 시술을 하던 중에 응급실에서 연락이 왔다. 누가 마약성 진통제를 주사받기 위해서 왔다고, 어떻게 할까요? 라고 문의가 왔다. 처음 내원하는 환자이고, 힘 쫌 쓰는 어깨처럼 보인다고, 들어봐서는 병 보다는 마약중독의 의심이 먼저 들었고, 일단, 놔 주지 말라고 전했다. 중독자들은 일반인들보다 주사제를 맞는 시간이 길어지는 것을 쉽게 참지 못하고 성을 내는 경우가 많다. 더군다나 이 분은 어깨다. 잠시 후 또 연락이 왔다. 누가 놔 주지 말라고 했냐고, 죽여 버린다고... 마음을 단단히 먹고, 응급실로 내려갔다. 나보다 나이는 어린데, 덩치도 크고 어깨가 맞나 보다. 주사제를 맞는 것이 목적이라, 결국 의사의 오더를 받아야 된다는 생각이 들었던지, 제발 좀 놔 달라고, 진짜 아프다고 애걸한다. 들어보니 이 사람, 술로 인한 만성췌장염을 앓고 있는 것이 분명했다. 딱 이번 한 번만 주사를 주면, 더러워서라도, 다시는 이 응급실은 오지 않겠다고 맹서한다.

덩치도 크고, 평소 맞는 양이 보통 주기적으로 맞는 분들의 세배 가량을 원하고 다른 분들과 달리 특이하게 진정수면제를 함께 원한다. 그러면, 침대에 누워서 링거수액을 달고 천천히 놔 주겠다고 하자. 괜찮다고 그럴 시간 없다고 그냥 놔 달라고, 한두 번 맞는 것도 아니고...

더 이상 이분하고 실랑이를 계속해서 될 것은 아닐 것 같고, 좋아요, 그러면 혹시 차 가지고 왔으면 절대 운전하면 안되요. 그러자, 바로 아-씨, 내가 그카-알(그렇게 할) 레벨로 보이나? 하면서 윗옷을 갑자기 위로 치켜 올리는 것이 아닌가. 순간 등 쪽은 보지 못했지만, 앞에는 용인지, 호랑이인지, 거대한 문신이 보였다. 와-우!

입원실에는 언제 올라가나요.

간혹 응급실에 입원대기 상태로 누워 계시는 환자의 보호자들이 언제 입원실에 올라가게 되느냐고 물을 때, 응급실에서는 아직까지 치료가 되지 않고 있다거나, 치료를 시작하지 않고 있는 듯 뉘앙스를 보인다.

치료란 무엇인가? 치료에는 약물투약, 주사, 시술, 수술 등 양성적으로 해야 하는 것도 있지만, 반대로 쉬는 것, 금식하는 것, 관찰하는 것 등 음성적으로 하지 않아야 하는 것이 있고, 상체를 들어주거나, 하지를 올려주는 것, 머리를 수평으로 두거나 30도 정도 올려주는 것 등과 같이 자세를 바꾸어 주는 것도 치료이고 피가 흐르는 곳을 붕대로 감아주는 것, 수액을 병의 상황에 따라서 종류를 달리해서 속도를 조절해서 느린 속도나 빠른 속도로 투여하는 것 등 여러 가지로 다양하다. 일반 보호자들 입장에서 가만히 누워 있어 아무것도 안하는 것처럼 보일지라도, 위에서 말한 간단히 보이는 것들이 환자의 상태에 따라서 다르게 적용되며, 침습적인 시술이나 수술, 약물투여 못지 않게 중요할 수 있으며, 따라서 입원실에 올라가기 전에 응급실에 내원할 당시부터 치료는 시작되었고 계속 진행하고 있는 것이다.

병실도 없으면서 응급실에 환자는 왜 받았노?

한 대학병원 응급실에 입원대기 환자가 20-30명이 된다는 것은 같은 지역 내의 다른 대학병원들도 정도의 차이는 있지만 대동소이하다고 보면 된다. 힘들어 하는 인턴, 전공의, 간호사들 뿐만 아니라 전문의들도 개인적인 차이는 있겠지만 꽉 차 있는 병동, 누울 침대조차 부족한 과밀화된 응급실에서 환자를 반기면서 일부러 더 받으려고 하는 사람은 정상적인 상태로 보이지는 않는다. 환자나 보호자와 마찬가지로 의료진들도 힘든 것을 느낄 줄 아는 똑 같은 사람이라는 얘기이다. 100명의 환자들이 오면 100명 다 묵묵히 환자를 받아야 한다. 대학병원을 찾는 환자들을 중소병원들에서 24시간 의사의 진료 하에 대학병원만큼 치료할 수 있는 곳은 드물다. 대학병원과 협력관계에 있는 많은 2차 종합병원들이 있다. 많은 환자들의 전원, 수급을 원하지만, 실제로 대학병원에서 판단해서 2차 병원 급에 전원을 보내도 될 만한 환자들이, 오히려 그쪽 중소병원에서 대학병원으로 보내지는 경우가 더 많은 현실이다. 응급실에서는 식사가 나오지 않는다. 보호자들이 불편을 겪는다. 화장실, 세면시설, 잠자리 등 불편한 것들이 한두 가지가 아니다. 그렇다고 없는 병실을 어디서 뚝딱 만들 수 도 없고, 남, 여, 소아, 산모병실을 나누어야 하고 원하는 다인실(여러 명이 사용하는)을 다 충족시켜 줄 수가 없다. 앞의 질문(제목)에 답변을 해야겠다. 병실도 없으면서 응급실에 환자는 왜 받았노? 병실이 없어도 환자가 응급실에 자발적으로 선택을 해서 들어오는 것이지, 받은 것이 아니며, 홍보를 해서 오라고 한 것도 아니다. 응급의료정보망이라 하는 것이 있어서 인터넷에 접속하면 누구나가 현재의 응급의료기관의 가용 병상수를 알아볼 수 있다. 보다 적절한 선택을 할 수 있고 조금은 여유 있는 병원, 응급실을 찾아 갈 수도 있다. 이런 표현을 하기는 그렇지만, 대박 집 옆에 텅 빈 집도 있을 수가 있다. 대박 집은 질이나, 서비스, 시설 등 그 나름대로의 이유가 있다. 그래서 여유 있는 병원의 응급실에 가서 편안히 누워있고 쉽게 입원을 할 수 있는 곳을 갈 것인지, 내가 가진 지금의 병에 대한 적절한 치료를 할 수 있는 병원을 찾을 것인지는 본인의 선택이다. 조금 불편한 것을 감수하더라도 치료 가능한 병원을 찾아야지, 가서 잠만 자고 허송시간만 보낼 것 같으면 따뜻한 집에 그냥 있는 것이 낫지 않을까? 하여튼 앞으로도 오는 환자는 다 그냥 묵묵히 볼 예정이다. 병실 없는데 환자 왜 받았노? 이런 사기를 떨어뜨리는 서글픈 말씀보다 더 큰 이해가 필요하다고 생각된다.

우리 집 애기가 바퀴벌레 약을 먹었어요.

16개월 된 남아를 엄마가 데리고 들어왔다. 집 어느 구석 바닥에 바퀴벌레 퇴치용으로 발라 놓은 겔 형태의 약을 애가 먹고 있는 것을 보았다 한다. 바퀴벌레 퇴치용 약에는 상품에 따라서 성분이 조금씩 틀린다. 아기가 먹은 약에는 클로로피리포스라는 중등도의 독성을 가진 유기인계 살충제 성분이 들어 있었다. 어른들이 자살시도로 먹는 일종의 농약성분이다. 요즘은 치료기술이 좋아져서 사망에 이르는 경우가 드물지만 애기가 먹어 놓아서 인지 여간 신경이 쓰이지 않을 수 없다. 어른처럼 코나 입에 관을 삽입해서 세척을 할 정도인지, 어른에게 주는 중독치료를 얼마나 어느 정도 해야 할지, 고민이 많이 된다. 성인에서의 유기인계 살충제에 대한 치료를 우선 살펴보자. 아트로핀과 팜이라는 중요한 약을 적정량을 상당히 오랜 시간동안 모니터링을 해가면서 치료를 하는 것이 중요하며 치료를 시작할 때의 환자의 호흡상태, 심장, 동공, 정신상태 등이 치료가 진행되면서 수시로 달라 보이는데, 이는 약물로 인해 나타나는 중요한 효과에 동반해서 보이는 것들이며 의료진이 보는 것(폐와 기관지 상태를 중요하게 봄)과 보호자가 겉으로 보는 것(환자가 보고 말하는 지각능력상태)에는 차이가 있을 수 있어서 그것에 대한 충분한 설명과 이해가 필요하다. 농약을 먹은 자체로도 위험이 따르지만 치료과정 또한 녹녹치 않다. 성인에서의 이러한 치료에 대한 전체과정이 파노라마처럼 머리를 스쳐 가는 바, 이 모든 것을 여느 어른처럼 처음 응급실에 들어올 때는 멀쩡하게 보이는 저 꼬맹이에게 똑같은 상태로 만들 수는 없다. 심박동수가 또래 아이들에 비해 100회 이하로 감소되어 있고, 동공은 작아져 있고, 객관적인 중독소견을 보여주는 효소검사수치가 정상수치의 10배 이하 정도로 떨어져 있다. 여하튼 하루 동안 할 거는 하고, 안했으면 하는 것은 아니하고, 모니터링을 지속적으로 해 가면서 효소수치가 정상에 가깝게 올라가고 동공도 정상적으로 돌아왔다. 다행히 치료가 안전하게 제대로 되었다. 학생들이나 전공의들에게 가끔 그런 이야기를 한다. 어른이 약을 먹은 것은 자기 잘못이고, 애들이 약을 먹은 것은 그것 또한 어른 잘못이라고, 특히 3세 이하의 호기심이 많은 연령 때는 밀착해서 관찰하고 위험한 약들은 안전하게 보관해 두는 습관이 절실히 필요하다.

머리가 아프고 열이 나면서 구토가 나요

휴일에 아는 지인으로부터 전화가 왔다. 어느 호텔 사장님이 두통이 있으면서 열이 있고 구토가 있으며, 뒷목도 좀 당기는 듯이 아프다 한다. 그렇게 말하는 것이 지인이나 환자나 모두 당연히 머리 쪽 문제로 인식을 하고, 그것도 뇌막염이러니 하면서 빨리 입원처리까지 해 주었으면 하는 부탁 전화이다. 들어봐서는 누구라도 그렇게 의심을 할 만하다. 응급실에 연락을 하고, 신경과에 전화를 해서 빨리 진행(뇌 CT 촬영, 뇌척수액검사 등의 주요 검사 포함)을 하도록 요청을 했다. 그런 후 오후에 응급실에 다른 일로 가 보니 웬걸 지인과 함께 사장님께서 아직까지 열이 나고 증상의 호전을 보이지 않는 다고 호소하며 그 사장님은 약간 화까지 나 있는 상태이다. 이미 뇌척수액검사까지 다 마친 상황이며, 모든 혈액검사와 척수액검사 그리고 뇌 CT 모두에서 기대 되었던 특이한 소견들은 관찰되지 않았다. 환자에게 가서 온 몸의 이학적(신체) 검사를 직접 다시 해 보기로 했다. 평소 하듯이 배도 만져보고 등도 두드려 보는 찰라 환자분이 깜짝 놀라듯이 아파한다. 아뿔사! 급성신우신염이 온 것이다. 그제서야 전공의들에게 소변검사가 나갔냐고 물어보니 아직 검사결과가 나오지 않았다고 한다. 처음부터 등 두드려보기(늑골척추각 부위, 등 부위에서 늑골의 가장 아랫부분과 척추가 만나는 부위, 뱃속의 신장에 해당하는 부위)를 했더라면 뇌 CT와 척수액 검사에 소용되는 시간, 비용 뿐 아니라 다소 불편한 침습적인 시술(뇌척수액 검사)을 안했어도 되었을 텐데, 비교적 간단히 진단이 되었을 것이고, 치료 또한 그리 어렵지 않은 데, 빙 둘러서 목적지에 온 격이다. 이 또한 흔히 얘기하는 VIP 증후군인가? 환자가 지인한테 연락을 하지 않고 보통 다른 이들처럼 진료를 받았더라면, 지인이 나한테 전화를 안했더라면, 아니지, 이리 저리 전화를 설령 받았더라도 응급실에서 평소 진료 때처럼 주요 검사결과 확인과 철저한 이학적 검사를 했더라면... 그 후로 전공의들에게 머리 아픈 사람들은 등을 다 두드려 보고 소변검사를 반드시 확인 할 것을 한 번 더 강조한다.

괜찮다고 해놓고는?

몸이 아프다고 검사소견에 이상소견이 항상 나타나지는 않으며, 정상소견인 경우가 훨씬 많다. 또한 크게 문제가 없다고 의사가 얘기하는 것이, 완전히 정상이다. 라고 얘기하는 것과는 다르다.

비교적 흔히 접하는 협심증환자의 경우를 보자. 관상동맥의 해부학적인 상태를 확인하고 필요시에 혈전을 없애버리거나, 관상동맥의 내경을 확장시켜주는 중재시술을 받기 전까지는, 지금 환자의 현재 관상동맥의 상태가 좁아져 있을 수 있다고 예측하거나 가능성을 얘기 해 줄 수는 있으나, 확진해서 단호하게 설명을 하기는 어려운 경우가 많다.

환자가 평소 생활에는 불편함을 느끼지 못하다가 보통보다 심한 운동을 할 때, 가슴통증이 생기는 경우 응급실에 내원해서, 다소 애매하게 가슴의 불편함을 호소할 때, 심전도촬영과 함께 심장효소에 대한 주기적인 여러 번의 혈액검사, 그리고 나아가서 심장초음파를 시행하게 된다. 또한 치료로 적절한 산소투여, 니트로글리세린의 혀 밑 투여 등 내원초기에 협심증 정도를 염두에 두고 진단과 치료를 진행 하면서, 일반 협심증보다 더 심한 형태의 불완전형의 협심증, 그리고 가장 위험스럽고 신경이 여간 많이 쓰이는 심근경색에 대해서 의료진들은 온 감각과 함께 신경을 곤두세우며 진단을 놓치게 될까 노심초사하며 주의를 요한다. 또한 더불어서 가슴 쪽의 불편감을 일으킬 수 있는 위장관계 질환인 역류성식도염 등에 대해서도 늘 함께 생각해 가면서 진료에 임한다. 그러나 환자 또는 보호자에게 병에 대한 중간설명과정 중에서, 지금까지 나타난 정상소견과 더불어서 후에 나타날 수 있는 심근경색과 같은 중증에 대한 설명을 미처 하지 않았거나, 비교적 쉽게 흔히 진단 될 수 있는 역류성식도염의 설명을 간과하는 경우, 환자, 보호자와 약간의 이해가 상충해서 오해와 함께 응급실이 뜻 밖에 소란스러워 지는 경우를 가끔 본다.

대학병원의 의료진들은 하루에도 심근경색과 같은 중증의 환자들을 여러 명을 보기 때문에, 그 보다 다소 경증에 해당하는 일반 협심증이나 위장 쪽의 문제에 의한 가슴통증으로 일단 생각이 되면, 환자나 보호자에게 크게 문제가 없고, 괜찮다는 말을 해 줄 때가 있다. 앞에서 나열한 여러 가지 상황에 대해서 충분한 설명이 없이, 다시 말해서 현재 상황이 걱정할 만한 수준은 아니다 라고 이해를 시켜 주지 않으면, 그 억양이나 뉘앙스에 따라서는 괜찮다는 말이 크게 부각되어 들릴 수 있다.

여기서 중요한 문제와 민원이 발생한다. 오전에 가볍게 보이던 협심증에 가까운 상태의 환자가, 또한 이미 한차례 담당 의료진이 다녀가면서 괜찮네요(의사 생각에는, 현재 심전도와 효소 검사수치가!, 보호자 생각에는 심장은 괜찮네요!)라고 했던 그 환자가 오후나 저녁쯤에 심근경색이 발현 되었다. 이때 의료진은 오, 처음에는 안 보이더니, 진행이 이렇게 되었구나 하고, 보호자에게 설명하려던 찰나, 보호자는 괜찮다 하더니만, 오진을 해 놓고는, 시간이 이렇게 많이 지나서, 문제가 생기면, 당신이 다 책임지라고 한다.

의사와 환자 그리고 보호자와의 관계가 어디서부터 문제가 생긴 것인가? 환자가 내원하는 순간부터 시시콜콜 발생 가능한, 있을 법한 모두 문제를 내원환자 각각에게, 또한 환자와 그 가족들을 대상으로 수시로 얘기를 해 주는 것이 쉽지 않은 노릇이다. 하물며, 지금 현재 괜찮다고, 경하게 보인다고 해서 '괜찮네요.' 라고 쉽게 얘기를 했다가 일이 커져 버리는 경우를 가끔 본다.

다쳤는데 사진만 찍지, 왜 피검사를 하느냐?

가벼운 타박상 정도의 멍이 든 정도나 약하게 보이는 한군데의 자그마한 골절이 생긴 경우에는, 특별히 앓고 있는 질환이 없는, 단순 외상으로 판단하여 일반 X선 사진이나 CT사진 정도만 찍으면, 충분하다. 그렇지만, 대퇴골이나 골반골 골절의 경우처럼 뼈의 골절 뿐만 아니라 다량의 출혈 가능성이 있는 경우, 그리고 복부나 가슴부위에 외상을 입은 경우, 외상의 흔적은 불명확한데, 혈압이나, 맥박에 이상 소견을 보이는 경우에는 반드시 사진 이외에 혈액검사나 소변 검사 등을 시행해야만 한다. 경우에 따라서는 혈액소견에서 혈색소수치가 비록 정상으로 보이더라도, 내원초기부터 임상소견 및 방사선 사진의 골절소견만을 보고서도 수혈을 시작해야 하는 경우를 흔히 본다. 이런 종류의 환자들이 100% 모두 이러한 과정을 거치는 것은 아니지만, 다른 임상소견과 이학적 검사, 혈액검사 등과 함께 총체적인 판단을 요하므로 수혈의 필요성에 대해서는 여러 가지 객관적인 소견들과 약간의 경험적인 주관적 판단을 필요로 한다. 그 대신에 선택은 최대한 빨라야 한다. 지체 되는 시간이 길어질수록 환자의 예후에는 치명적인 결과를 가져오기 때문이다. 괜찮다고 생각하고 뒤에

소 잃고 외양간을 고치거나 호미로 막을 것을 가래를 동원해야 하는 사태를 많이 보아 왔다. 호소하는 여러 증상이나 징후들이 다쳐서 그런 것인지, 앓고 있는 질환에 의한 것인지 애매할 때에는 특히 혈액검사를 반드시 시행해야 한다.

예전에 어떤 분의 따님이 1주일 전에 모친께서 다치셔서 사진을 찍고, 피검사 등 여러 가지를 했는데 검사소견에서 전혀 특별한 이상소견이 보이지 않고 정상이었다고 한다. 사진 찍은 것은 그렇다 치고, 정상으로 나온 피검사를 병원에서 왜 했는지 도저히 이해가 안 되기 때문에 검사비용을 모두 돌려 달라는 얘기이다. 이런 저런 이유로 촬영을 한 것이라고 자초지종을 말하니, 백혈구, 적혈구, 혈색소, 혈소판, 중성구, 림프구, 나트륨(sodium, 소듐), 칼륨(potassium, 포타슘) 등 수십 가지 검사항목 하나하나를 왜 하게 되었는지 의료진의 설명을 듣고 녹취를 해 가려고 하였다. 간혹 이지만 이에 대한 설명이나 해명(?)이 결코 쉽지 않다.

06 응급실 이용의 노하우

응급실 이용의 노하우

요즘 인터넷의 보급과 애플리케이션(application)의 이용도가 엄청나게 높다. 그런데도 불구하고 응급실이나 병원을 찾아갈 때에 아직도 가까운 곳, 정보 없이, 지인한테 물어보고 가는 경향이 많다. 비용 효과적으로나 그렇게 하더라도 언뜻 느낌에 크게 문제가 되어 보이지 않는다.

전공의 2명과 응급의학전문의 3명이 있는 응급실과 전공의 10명 가량과 전문의 8명 가량이 소속되어 있는 응급실을 비교해 보자. 응급실은 밤 당직과 주말 당직을 번갈아 가면서 근무를 서야 한다. 물론 낮 당직을 포함해서 24시간 365일 응급실 근무를 해야 한다는 말이다. 소수의 응급의학전문의와 전공의가 있는 응급실에는 전공의는 전공의대로 전문의는 전문의대로 거의 매일 근무를 해야 할 것이며, 반면에 다수의 의료진이 있는 응급실은 짧을 때는 2-3일 뒤, 어떤 경우 길 때는 5일 뒤에 근무가 돌아 올 수도 있다.

지금 말하고 싶은 요점은 이러하다. 응급실이 체계적이고 여유가 있는 응급실을 먼저 한 번 살펴보자, 의료 인력이 충분하다면, 응급실 입구에서부터 지위가 높은 지식수준이 높은 전문의가 대기 해 있던지, 아니면 환자초진의 중요성을 미리 느끼고 시스템을 사전에 구축해 놓았을 가능성이 클 것이다. 환자가 경증으로 보이는(뒤에 중증이 될 수 있음), 혹은 진단은 중증이 아닌데 많이 아파 보이는, 혹은 외래로 보내도 될 것 같은, 아니면 인근 중소병원을 방문하는 것이 시간, 비용 효과적으로 이로운 경우 등 여러 가지 상황을 고려해서 초진을 봐야 하는 바, 비록 현재 본인이 근무하고 있는 응급실이 어느 정도 환자들로 꽉 차 있는 상태임에도 불구하고, 전문 의료진이 많이 있는 응급실에서는 여유 있게, 충분한 휴식 후 며칠 만에 돌아오는 당직에 좀 경하게 보이거나, 외래로 보내도 될 환자들, 그리고 중소병원에서 진료해도 될 환자들 일지라도, 웃으면서 즐겁게 진료를 할 가능성이 높을 것이다.

반대의 경우를 살펴보자. 2-3명의 전공의와 전문의로 이루어진 응급실은 매일 매일의 당직에 대한 스트레스로, 밀려오는 환자들이 부담으로 작용할 가능성이 높고, 일단 그 환자들을 응급실에서 모두 수용하기 보다는, 외래나 중소병원 전원의 형태를 앞의 경우보다 더 자주 보일 경우가 많으며, 이렇게 되면 해당 의료진들은 수년 전의 제2의 장중첩증, 뇌출혈사태의 장본인이 될 수 있는 것이다. 10여년 전의 저자병원 응급실의 소수 의료진 때와 현재 응급실의 인력의 양적, 질적 수준을 비교하면, 이러한 등식은 지극히 맞아 떨어진다.

이제는 정보화 시대이다. 각 병원의 홈페이지를 쉽게 열람할 수 있고, 의료진의 수와 경력 등을 알아보는 것이 전혀 어렵지 않다. 규모가 큰 대학병원 급이지만 그에 비해서 응급실의 적은 수의 인력을 운용하는 곳과 규모는 비록 그보다 작은 병원의 응급실이지만 많은 수의 인력이 교대 근무를 하고 있다면, 어느 곳을 선택할까? 자기가 앓고 있는 몸의 상태를 가장 적절하게 진료할 수 있는 곳을 선택하는 것이 최우선이 되겠지만, 여러 가지 면을 고려해야 한다. 규모가 비슷한 병원 급에서는 아무래도 많은 인력이 근무하는 응급실을 찾는 것이 정답이다. 여유로움에서 정확한 진단이 이끌어 지고, 경증으로 보이는 환자 군에서 숨은 중증환자를 구별해서 찾아 낼 수 있다고 진정 믿는다. 나 자신의 편안함이 환자, 보호자, 그리고 함께 일하는 의료진들에게 안전과 함께 서비스와 친절로 비춰질 수 있는 것이다.

대학병원 응급실로의 문의전화?

대학병원 문의전화의 특성상 의사가 응답을 해야 하는 경우가 많다.

"지금 그곳에 가면 바로 치료를 받을 수 있나요?" 라고 했을 때 "네, 빨리 오세요." 라고 간단, 명료하면서 친절하게 긍정적으로 책임감 있게 대답해 줄 수 있는 대학병원을 찾기는 쉽지 않다. 지금 현재 그 병원에서는 하드웨어와 소프트웨어가 꽉 차 있는 상태로 가동되고 있기 때문이다.

그러면 이런 질문은?

휴일 어느 날, "머리가 엄청 아픈데요, 지금 거기 가면 전문의가 있나요?" 전문의가 바로 봐 줄 수 있나요? 참 애매한 질문이다. 응급의학과 전문의라도 있으면 되는 건지, 아니면 전문의는 아니더라도 머리 쪽을 진료하는 신경과 전공의가 있으면 되는지, 대답하기가 쉽지 않다. 만일 '네, 오세요.' 라고 단순하게 말해 버리면 다분히 문제의 소지가 될 수 있다. 왜냐하면 실제로 환자나 보호자분이 오셔서 지금 현재 응급실 시스템의 인턴이나 전공의를 거치지 않고 바로 전문의 진료를 원하시는 분들이 계시기 때문이다.

환자(내)가 원하는 것과 응급실에서 해 줄 수 있는 것

수요와 공급을 몇 가지 질병에 맞추어 보자. 심근경색의 전 단계 수준이라고나 할까? 관상동맥이 좁아져 있는 협심증에 대해서 알아보자. 내가 지금 현재 필요로 하는 산소를 바깥에 있는 공기로부터 필요한 양만큼 공급을 받지 못하면, 지금 바로 숨이 찬 증상을 호소하지는 않지만 심장의 산소가 부족한 상황으로 인해서 몸은 가슴이 아픈 증상으로 표현된다. 머리(뇌)쪽은 어떠한가? 아픈 증상보다 말이 어둔해 지고 한쪽 사지가 마비가 오는 뇌경색의 이전 단계로, 어지럽거나 실신하는 증상을 보일 수 있는 데, 이 또한 수요와 공급의 불균형으로 오는 것이다.

응급실의 문제를 우리 몸의 심장이나 뇌의 증후와 한번 비교해 보자. 응급실이라는 곳은 여러 가지 복합적인 기능들을 포함하고 있으면서, 또한 업데이트가 지속해서 이루어 져야 하는, 구체적인 인력과 장비 그리고 시설을 필요로 하는 곳이다. 응급실의 하드웨어는 우리 몸의 주요 장기에 해당할 것이고, 각각의 주요 기능들이 결국 거기에서 나오는 것이다. 그러한 구조와 기능을 함축한 응급실을 환자와의 관계라는 측면에서 살펴보면 또한 수요와 공급이라는 경제원칙에서 바라볼 수 있다. 과연 환자가 원하는 수요는 무엇이며, 응급실에서 해 줄 수 있는 공급에는 어떠한 것이 있을까?

우리나라에는 작은 규모에서부터 큰 규모까지 병원, 종합병원, 대학병원, 응급의료기관, 지역응급의료센터, 권역응급의료센터, 전문외상센터, 전문화상센터, 독극물센터 등 다양한 형태의 의료기관들이 있어 왔고, 지금도 그렇게 표방되고 있는 곳이 많다. 그러나 무엇이 되고 무엇이 되지 않는지, 24시간 내가 현재 원하는 진료가 가능한지, 평일, 야간, 주말 중 언제, 어디에서 진료가 가능한지, 참으로 알 수 없다. 저마다 현 시점에서 다른 곳과 비교해서 자신 있는 것, 자신 없는 것, 또한 할 수 있는 것, 할 수 없는 것이 분명히 있을 것이다.

환자(고객)입장에서 다음 중 원하는 것 5가지 정도만 골라 보라고 한다면 우선 순위는 어떻게 될까? 자기가 처해 있는 개개인의 상황에 따라 다양하게 나타날 것이다.

신속한 진단, 빠른 입원, 정확한 진단, 친절, 자상한 설명, 정확한 설명, 주요 평가를 잘 받은 병원, 진료비가 싼 병원, 안전한 응급실

위에 나열한 것들은 우리가 지향해야 할 이상들이다. 현실과 부딪히면 수요와 공급이 안 맞아서 생기는 우리 몸의 협심증처럼 아픔이 발생할 수 있다. 병원 경영에서 빼 놓을 수 없는 것이 수익이다. 수익의 극대화를 추구하기 어려운 형태의 병원들이 우선 전국의 주요 국립, 시립의료원 등을 포함한 공공의료원들 일 것이다. 응급실은 전체 국민들에 대한 병원들의 봉사 내지는 서비스 항목에 가깝다고 볼 수 있다. 응급실은 뜨거운 감자이다. 각 병원에서 알아서 운영하라고 하면 적정한 수지를 맞추기가 어렵다. 지난 10여년 이상, 다른 것은 몰라도 응급실 만큼은 정부는 물론 이거니와 여, 야를 초월해서 국가적으로 많은 지속적인 지원과 관심으로 오늘날 그나마 이 정도 수준까지 올랐다고 인정한다. 물론 그렇지 않다고 반론하는 사람이나, 아직 멀었다고 생각하는 분들이 계실 줄로 안다. 미국이나 유럽의 주요 응급실들처럼 일류는 아니더라도 우리의 응급실이 전 세계적으로 보아 중상위권 이상 수준으로는 발전을 이루었다고 믿는다.

의료이외의 부문에서도 마찬가지 일 것이라 생각된다. 수익, 평가, 서비스, 안전 등의 다양한 수요에 대해서 두 마리 토끼 이상의 성취를 원하는 공급을 맞추어 나가는 것이 이상적일 테지만. 현실적으로 빅 5급의 병원들에서도 그

렇게 하기에는, 즉 투자대비 성과를 보이기는 어려우며 장기적인 대책이 필요하다.

우리나라 전체 응급실의 역할 분담이 필요한 시점이다. 아마도 10여년 이상 이렇게도 해보고 저렇게도 해보고 민, 관이 모여서 협의도 하고, 백서도 만들고, 학회에서도, 정부, 시, 도, 119 등 여러 가지 형태로 애를 써 왔고, 실질적으로 많은 발전을 이루었다. 하지만 완벽하지는 않다. 협심증이 생기고 누군가 또 내 몸 뿐만 아니라 전 국민이 마음을 아파 할 일들이 또 생길 수 있다는 것이다. 선진국형의 하드웨어, 소프트웨어 시스템을 중, 장기적으로 계속해서 구축하고 발전해 나가면서, 현재 처한 상황에 대해서는 수요자와 공급자간에 충분한 이해와 신뢰가 있어야 한다. 자기한테 현재 가장 적절한 병원의 응급실을 찾아 왔는데 여유침대가 없고 어떻게 해야 될지 자상한 설명을 해 줄 수 없을 정도로 바쁜 상황이라고 해서 그곳이 문제 있는 병원이라 할 것인가?

나 자신이 환자도 되어보고, 보호자도 되어보고, 의사도 되어보고, 간호사 입장도 되어보고, 평가도 나가보고, 집행부의 간부도 되어보고, 행정공무원도 되어보기를 바란다. 성탄절의 스크루지 아저씨처럼 첨예한 대립의 주인공인 날카로운 인간에서 벗어나 여유 있고 정이 있는 이해심 깊은 주변 사람이 한 번 되어보기를 진정으로 바란다.

진단이 되기 전에는 치료가 아직 시작되지 않고 있나?

그렇지 않다. 많은 종류의 병들이 확진이 되기 전에도, 필요한 경우 예를 들어서 광범위 항생제 치료를 진단 이전에도 투여를 하고 있으며, 하물며 진통제, 소염제 등은 특별히 문제가 되지 않는 한 투여를 적극적으로 하도록 권장하고 있다. 일부 환자, 보호자들은 주요 영상촬영검사 대기를 하고 있는 동안에(아직 검사결과가 나오지 않았으므로) 치료가 늦어지지는 않을까 염려를 한다. 그래서 사진을 빨리 찍어주지 않는다고 재촉을 한다. 물론 일부 질환들에 있어서는 영상검사의 결과에 따라 수술 유무나 약물치료가 결정될 수 있기 때문에 시간을 다투어서 빨리 진행이 되어야 하고, 그런 질환들에 대해서는 중앙정부(보건복지부, 중앙응급의료센터) 차원에서도 관심을 가지고 평가지표를 만들어서 모니터링을 하고 있으며, 평가가 아니더라도 황금시간(golden time, 골든타임)에 대한 당위성을 의사로서의 사명과 함께 가지고 있고 병원마다 자체적으로 여러 가지 빠른 경로(fast track or critical pathway) 시스템을 구축하기 위해 노력한다. 예를 들면 골든타임에 해당되는 뇌경색환자들은 오더발생과 동시에 검사실의 전산모니터에 환자의 위급성을 알리는 신호가 눈에 띄도록 한다거나 그와 동시에 담당할 주요 임상과에 문자메시지가 전송되도록 하는 등 응급실이 설령 과밀화 상태라 하더라도 중증환자의 경우에는 모든 과정이 최대한 신속하게 진행될 수 있도록 규정을 만들어 가고 있다. 그 외 대부분의 일반 환자들은 응급실의 보통의 흐름(과정)에 맡겨두어도 크게 지장이 없다. 주요 혈액검사나 영상검사를 포함한 그 많은 여러 가지 정보들에서 이상소견이 나오기를 기대하지는 않는다. 대부분의 수치는 음성으로 나올 것으로 기대하며, 괜찮다는 것을 확인 체크하고 넘어가는 것이다. 간혹 기대하는 정상검사결과들에서 중대한 이상소견이 보이는 경우 주치의에게 문자메시지로 결과를 알려 주는 방법(CVR, Critical value report)들도 있다. 일부 극소수의 보호자분들이 그러신다. 결과가 정상인데 왜, 검사했냐고? 정상으로 나왔을 때는 환자나 보호자, 의료진 모두 박수치며 기뻐해야 할 일이지 의아한 상황이다. 병의 경과 과정에 따라서 초기에는 정상으로 나오더라도 4시간이나 6시간 뒤, 혹은 하루 뒤에 다시 같은 검사를 반복해야 하는 경우도 많다. 이 모든 것이 다 이유가 있다. 쓸데 없이 두 번, 세 번 검사 하는 것은 아니다.

외래보다 응급실에서의 진료가 과연 빠른가?

차를 탈 때, 주행할 때, 음식을 주문 한 후 등 우리나라 사람들은 참으로 '빨리 빨리'를 좋아한다. 식사 후에 그다지 중요한 일이 있는 것도 아닌 데, 물론 나도 예외는 아니지만... 다른 과들은 전공의가 맨 앞장서서 교수가 따라 다니는데, 우리 과는 회진을 돌던, 식사를 하러 가든지, 전공의 선생들이 다다닥 날 따라 오는 경우가 많다. 어느 전공의의 얘기가 교수님은 날라 다닌다고 한다. 빨리 빨리는 병원에서도 예외는 아닌 듯 싶다.

진료에는 결정적인 오더가 필요하다. 루틴, 약속 오더 이외에, 지금 환자에게 가장 적합한 진단을 위한, 혹은 치료를 위한, 아니면, 현재의 증상, 통증, 또는 숨찬 것의 해소를 위한 가장 빠른 적합한 오더가 필요하다. 급성의 심한 증상이나 징후가 있는 경우에는 바로 응급실로 직행해야 한다. 하지만 그러한 증후가 없이 여러 날에 걸쳐서 생겨난, 아니면 중소병원에서 큰 병원으로 가 보라고 해서, 막연히 응급실이 빠르겠지 하는 생각에 오시는 분들도 상당수에 이른다.

물론 어떤 상황에서 무슨 환자가 오든지, 경하든, 중하든 응급실에서 알아서 분류를 해서 진료를 하면 되지 않겠나? 하겠지만, 경제적 용어로 수요와 공급이 있듯이 시설, 공간, 인력 등의 하드웨어적 요소 뿐만 아니라 진료 시스템의 양적, 질적 요소가, 그 날의 넘치는 환자와 적정의 매치가 되지 못하면 서비스, 친절 등은 차치 하더라도, 중요한 오더 선택과 진료행위에 어느 정도의 차질이 생기지 않을 수 없다.

남의 중증환자들보다 자기 자신의 손톱 밑의 가시가 가장 응급이라 여겨질 수 있으나 역지사지의 마음가짐으로 차분하게 응급실보다 외래로 향하는 여유로움이 필요하다.

과연 외래가 응급실보다 느릴까 하는 의문을 다시 한번 가져 본다.

응급실이라는 단어에서 응급하게 환자를 보는 것이 아니라, '응급한 환자'를 본다고 이해를 해야 한다. 오히려 외래가 지름길이 되고(여기서 지름길이 빨리 환자를 봐 준다는 말이 아니다) 응급실은 둘러 가는 길이 될 수 있다. 예를 들어, 주요 과의 전문교수의 진료를 원할 때는 외래로 가서 진료를 본 후 결정적인 오더를 제공받을 수 있지만, 응급실에서 그 전문교수를 원한다고 해서 외래에서 한 참 진료중인 교수님이 다른 환자의 진료를 중단하고 내려와서 환자를 매번 볼 수는 없지 않은가? 여유를 갖고 외래에서 천천히 결정적인 오더와 맞닥뜨리는 것이 오히려 가장 시간을 절약하는 길일 수가 있다는 말이다.

응급실에 환자가 오면, 일단 경하게 보이더라도 소위 언제 터질지 모르는 폭탄에 해당하는, 다시 말해서 중증질환이 숨겨져 있는 환자들이 있기 때문에, 외래처럼 몇가지 오더로 환자를 진료해서 퇴원시키는 경우는 드물며, 있더라도 소수이다. 대부분은 그 폭탄의 위험성을 알기 때문에 루틴 오더라고 해서 여러 가지 오더를 발생시켜 주요한 중요 질환들을 놓치지 않도록 미리 약속처방을 만들어 놓는 경우가 많다. 그래야지만 각기 다른 성향의 의료진들의 진료에서 발생할 수 있는 오진이나 미 발견 진단을 최소화 할 수 있는 것이다.

응급실의 많은 환자들이 수액을 대부분 달고 있는 데, 외래를 방문해도 되었을 법한 환자들이 처음에 외래로 갔을 경우를 생각해 보자. 처음에는 어느 정도 외래에서 진료를 기다리는 시간이 다소 있었겠지만 결국 처방 후 낮에 일찍 집에 갔을 일을, 응급실로의 선택으로 루틴, 평소 해 오던 알고리듬의 과정 속으로 들어와서 수액을 맞고, 검사결과가 나올 때까지 좀 늦은 시각까지 관찰실에 누워서 시간을 보내는 경우를 많이 본다.

물론 응급실의 여러 가지 여건이 좋아지고, 외래의 장점적인 요소들을 응급실에 적용하는 모델들이 생겨나고 있다. 하지만 현실적으로 가진 여건을 가장 효과적으로 효율적으로 수요(환자 측)와 공급(의료 측)을 맞추는 노력이 필요하다.

〈대학병원 응급실 안전하게 이용하기〉

1. 환자 입장에서 집에서 나설 때 병원 선택하기

1) 환자본인과 보호자가 모두 경하다고 판단될 때는 가까이 있는 중소병원 응급실을 먼저 방문한다. 웬만한 진단, 치료, 의료진의 능력이 더 전문적일 수도 있다.

   그 쪽 의료진이 판단해서 그 병원능력을 넘어서면 적절한 응급처치 후 대학 병원으로 전원을 해 줄 수 있다.

2) 중하다고 판단될 때는 바로 대학병원으로 간다.

   이때 미리 전화를 해 두려면 병원 응급실 보다는 119 상황실에 문의를 하는 것이 좋겠다. 여러 대학 병원에 대한 실시간 정보를 가지고 있으며 핫라인을 구축하고 있고 가장 객관적인 판단을 내릴 수가 있다.(대학병원의 정해지지 않은(주 임무가 아닌) 전화 응답자의 주관적인 판단을 배제할 수 있다.)

2. 대학병원 응급실에 도착해서...

그 병원의 상황이 안 되어서 다른 병원 이용을 권유 받을 때에는 반드시 책임 있는(인턴이 아닌 해당과 전공의 이상이나 전원 담당 코디네이터) 의사나 간호사 등을 만나서 적절한 병원을 연결(의료진이 직접 연락) 받도록 한다. 지금 도착한 병원이 포화상태로 보일 때 그 시기에 다른 병원들도 마찬가지 상황일 가능성이 높다. 환자나 보호자 임의로 이 병원, 저 병원을 왔다 갔다 하는 것 보다 처음 도착한 응급실에 모든 것을 일임하는 것이 안전하다.

3. 낯선 응급실에서 하루 보내기

1) 본인보다 뒤에 내원한 환자가 먼저 입원실로 올라갈 수 있다. 응급수술을 해야 하거나 중환자실로 올라가는 경우, 그리고 남, 여 병실과 다인실, 특수병실 등 입원병실이 90% 이상 꽉 차 버린 경우에는 본인이 원하는 병실이 비어 질 때까지 기다려야 한다.

2) 응급실에서는 원칙적으로 병동에서처럼 정규적인 식사가 나오지 않는다. 급성복통, 호흡곤란, 갑작스런 외상, 독극물에 의한 자살시도, 심정지에 의한 심폐소생술 등이 연방 벌어지는 현장에 식판을 실은 식당카트가 들어온다는 것은 어색하다. 금식해야 될 상황이 아닌지 반드시 확인한 후 보호자가 간단한 음식을 준비할 수 있다.

3) 검사나 시술 등의 동의나 치료과정, 예후에 대한 설명을 위해서 보호자를 찾는 경우가 있으므로 장시간 환자 옆을 비울 경우에는 허락을 받도록 하며, 응급실 내에는 너무 많은 보호자로 인해서 응급진료에 차질이

되지 않도록 꼭 필요한 경우가 아니라면 보호자 대기실에 있도록 한다.

4) 병실로 아직 올라가지 않아서 진단이나 치료가 늦어지거나 하지는 않는다. 오히려 주요 검사를 덜 마친 채로 높은 층의 병실로 올라갔을 때 영상촬영을 위한 이동이 쉽지 않고 촬영실 앞의 대기가 응급실보다 길어 질 수 있다. 또한 증상 호소에 대한 반응이 갇힌 병실에서 보다 개방된 응급실의 의료진 반응이 더 빠를 수 있으며, 병실에 올라가서 만이 치료가 드디어 시작되는 것이 아니라, 응급실에서부터 이미 치료는 행해지고 있다는 것을 명심해야 한다.

07 주요 환경 응급 질환 알아보기

주요 환경응급 질환 알아보기

더워서 산이나 계곡을 갈 때면 주의를 해야 할 것이 있다. 아니 주의를 한다고 될 것도 아니지만, 그 적은 확률이 본인에게 닥친다면, 결론부터 말하면 응급처치와 행동요령만 알면 크게 문제가 될 것은 없다.

오늘도 역시나 무더운 날씨에 뱀에게 물려서 오신 분이 3명이나 된다.

한분은 계곡에서 다슬기를 잡으시다가 바위 위에 뱀이 쉬고 있는 것을 보지도 못하고 손을 바위 위에 데다가 물리셨고, 또 한분은 집 마당에서 일을 하시다가, 또 다른 분은 밭에서 콩을 매다가 수상을 당하셨다.

첫째 분은 아주머니인데 세분 중 부종은 제일 적으신데, 그 대신 물린 부위의 조직 손상이 가장 심해서 피부가 일부 괴사소견을 보여서 피부이식까지는 아니라도 일정기간 상처치료가 필요한 상황이고, 세번째 아저씨는 왼쪽 손목 부위의 수상으로 어깨너머까지 붓기가 진행되어서 병의 경과가 조금 염려스럽기도 하지만 다행히 혈액검사에서 주요 관심 근육효소들의 증가소견이나 응고

인자들의 감소소견은 보이지 않았다.

수년 이상의 경험을 비추어 보면 예년의 독사들 보다 요즘의 교상은 증상이나 징후들이 많이 약해지고 있는 것 같고, 아마도 뱀의 개체수도 많이 줄지 않았나 하는 생각이 든다.

위의 환자 분들은 수일간의 적절한 치료 후에, 길어도 최대한 1주일 안에 큰 합병증 없이 퇴원을 하게 될 것이다.

모두 알다시피 뱀은 추운 계절에는 동면을 하고, 따뜻한 여름철이 되면 활동적으로 바깥에 나돌아 다닌다. 사람들과 어디에선가 맞닥뜨릴 가능성이 상당히 높아진다. 논, 밭, 산, 계곡, 집 마당, 심지어 농촌에서는 집 안으로 들어와서 잠자고 있다가 물린 환자의 경우도 있었다.

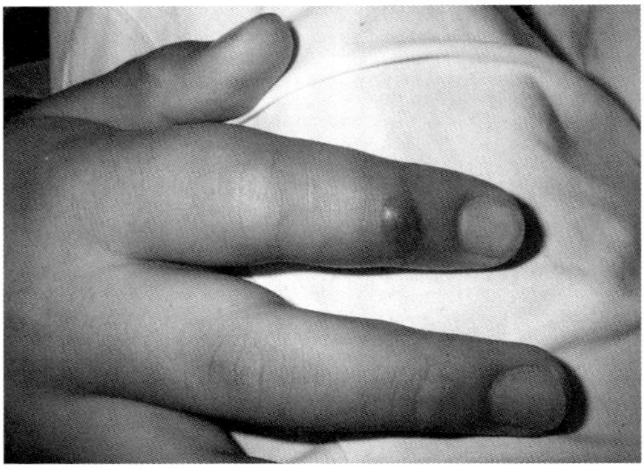

사진 13) 뱀에게 손을 물려 출혈성 수포가 생긴 11세 소아

독사에 물렸을 때 처음에 나타나는 증상들이 시간이 지남에 따라서 진행되는 것이 뱀의 종류나 상태에 따라서 그리고 물린 사람마다 다를 수 있기 때문에 모든 물린 사람의 경우 항뱀독소 치료가 가능한 병원을 문의 한 후 그 병원

을 방문하는 것이 좋다. 경험에 의하면 몇 개 병원을 거친 후 저자의 병원을 찾는 경우가 흔히 있다. 대학병원을 포함해서 큰 병원이라고 모두 치료가 가능한 것이 아니다. 반드시 문의과정을 거치기를 권유한다.

응급실에서의 치료는 차치하더라도 병원 이전 단계에서의 응급처치가 환자의 예후와 향후 치료비용 등에 상당히 중요하다. 안 했으면 하는 응급처치들을 하게 되면 입원 일수가 좀 길어지거나 합병증으로 고생을 하고 경제적인 손실이 많이 들 수 있다.

물린 부위를 칼로 절개를 한다든지, 얼음물에 담그거나 붓기를 가라 앉힌다고 마사지를 하거나 입으로 빨아내는 행위들은 요즘 추천되지 않는다. 그리고 물린 부위 위를 너무 세게 묶어서 물린 부위 쪽의 괴사나 묶은 부위 이하로 붓기가 매우 심해져서 내원하는 경우를 자주 보게 된다. 그렇다고 전혀 묶지 마세요. 라고 할 수는 없는 노릇이다.

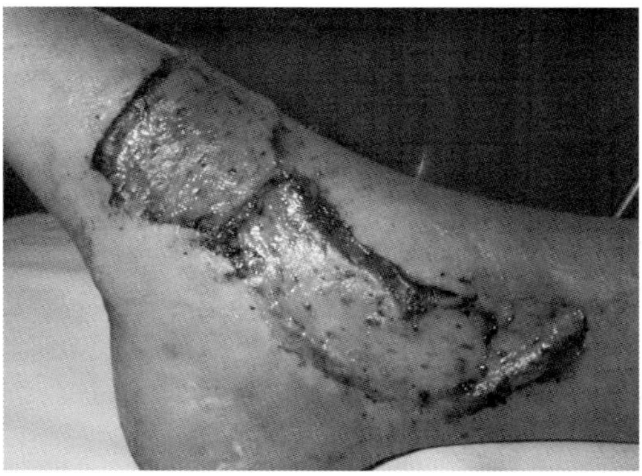

사진 14) 60대 여자가 조직이 괴사되어 피부를 이식한 경우

그렇다면 병원에 오기 전의 응급처치에 대해서 간단히 알아보자.

먼저 물린 부위에서 한뼘 위를 천이나 수건 등을 이용해서 약간 느슨한 정도

(손가락 하나 정도 들어가도록)로 감아서 움직이지 않도록 하면서 물린 부위를 심장 위치 밑으로 내리도록 한다.

물린 부위는 깨끗하게 씻어 주되 너무 세게 문지르지 않도록 해야 하며, 이 상태에서 치료가 가능한 병원을 알아보고 천천히(마음은) 되도록 빨리(몸은) 응급실에 오면 된다.

이때 절개를 하거나 입으로 빨아내거나, 얼음물에 담그거나 하면 상처의 손상이 더 심해지므로 하지 않도록 한다.

뱀은 자체적으로 체온을 올리지 못하는 변온동물이므로 25-35°C의 환경에서 서식하며 대부분 육식을 한다.

뱀들은 겨울철에는 동면을 하고 사람들 또한 산이나 들로의 이동이 적어서 거의 발생하지 않고 뱀이나 사람들이 가장 활동적인 시기인 따뜻한 여름철에 교상환자들이 많이 생긴다.

하지만 근래 들어서는 지구 온난화의 일환으로 따뜻한 날 수가 북반구 쪽에서도 점점 늘어나면서 11월과 12월에도 가끔 뱀에 물려서 오는 경우가 생겨나고 있다.

과거에는 교상에 의한 사망률이 25%에 이를 정도로 치명적인 경우가 많았는데, 요즘은 항뱀독소와 응급치료의 발전으로 0.5%이하대로 떨어졌으며 한국에서는 사망환자 발생을 찾아보기가 힘들다.

교상부위는 대부분이 사지부분이며 이중에 상지가 3분의 2를 차지하는데 이는 손으로 논, 밭 일을 하다가, 그리고 길이 아닌 곳으로 풀숲을 헤치고 지나가다가 또는 간혹 눈에 보이는 뱀을 잡으려다가 물리는 경우가 흔한 병력 중에 하나이다.

전 세계적으로 남자가 여자보다 많이 발생했다는 보고도 있으나 남녀 간에 교상의 빈도에 있어서 차이를 보이지는 않으며, 우리나라에서는 논, 밭 일을 많이 하시는 연세 드신 여자분들이 많은 것 같아 보이는데, 정확한 통계수치는 아니다.

독사 머리 부분의 양쪽에 오목한 부위(협와, Pit)가 눈과 코의 사이에 위치하고 있는데, 이는 열 감지 기관으로써 뱀의 입장에서 먹이감(온혈동물)의 위치를 감지하기 위한 것이다.

머리가 다소 삼각 형태로 보이고, 동공이 타원형 형태를 띠며 아랫배 쪽이 나누어지지 않은 한 열로 되어 있다.

독 치아(Fang)는 사람으로 치면 송곳니에 해당하는 위턱뼈 아래에 위치한 큰 치아이다.

뱀이 큰지 작은지에 따라서 독사를 구별하지는 않으며, 우리나라에서는 아주 작은 까치살모사에 의해 물려서 오는 경우가 흔히 있다.

과거에는 교상에 의한 증후에 따라서 '신경독이냐 혈액독이냐'로 분류를 했는데, 우리나라에는 신경독 보다 혈액독에 의한 증후가 월등히 우세해 보이며, 함께 나타나는 경우도 가끔 있다.

뱀독은 그 내용물이 단백질 성분과 비단백질 성분으로 나눌 수가 있는데, 독성을 나타내는 임상증상의 대부분은 단백질 성분으로 기인한 것이라 볼 수 있으며, 이는 세포와 조직의 응고나 비응고, 세포융해, 출혈, 미토콘드리아, 핵산의 파괴 등의 지엽적인 영향 뿐 아니라, 심장, 폐, 신장을 포함한 전신에 영향을 줄 수 있다.

독은 양쪽 두 개의 독 샘(venom gland)에서 관(duct)을 통해 독니(fang)를 통해 전달되며 교상당시 주입되는 양은 다양하며 통증 및 중증도와 관련이 있다.

우리나라에 흔한 살모사교상의 임상증세를 살펴보면 대부분의 환자들은 한 개 이상의 독니자국이 있고 물린 부위가 아프며 점점 붓는 공통된 증세를 호소한다.

오심과 구토, 허약, 구강과 혀 주위에 감각 이상을 보이는 경우도 있고, 빈맥, 어지러움, 가쁜 호흡과 저혈압, 의식변화를 보이기도 한다.

물린 부위의 붓기는 대부분의 교상 후 30분 이내에 나타나며, 심한 경우는 1시간 이내에 관련된 사지 전 길이로 부종이 전파되며 덜 심한 경우에는 부종이 하루, 이틀에 걸쳐서 전파되기도 한다. 보통 피하부종형태로 점차 몸통 쪽으로 전파된다. 대부분의 독니는 근막을 관통하지 못한다.

점상출혈을 보일 수 있고, 점차 피하조직으로 혈액이 새어나가서 반상출혈 양상을 띤다. 장액성이나 출혈성 수포가 특징적으로 보이며 항뱀독소 치료를 적절하게 해 주지 않은 경우에는 나중에 피부와 피하조직의 괴사를 일으키기도 한다.

예전보다는 확연하게 뱀에게 물려서 오는 환자의 절대적인 수도 적을 뿐 더러, 그 독에 의한 중증도 또한 눈에 띄게 감소한 것을 느낄 수 있다. 과거 물린 후 항뱀독소의 투여에도 불구하고 교상 당일을 넘기지 못하고 사망하거나 상당한 양의 수혈을 필요로 하는 환자 등 전국적으로 년간 최소 수명 이상의 치사율을 보였지만, 최근에는 초가을에 벌에 쏘여서 사망하는 사람은 언론에 보도가 되어도 뱀에 물려서 어떻게 되었다는 얘기는 10여년 이상 들어 보지 못한 것 같다.

또한 응급처치술의 표준화와 교육 및 전파로 1, 2차 병원 급에서도 충분히 주요 치료가 쉽게 이루어 져서 대학병원 응급실에서 뱀에 의한 교상환자를 보기가 점점 드물어지고 있다.

과거 인턴 때 본원이나 파견 근무지에서 선배 의사들의 뱀 환자 발생 시의 가르침 및 진료 관찰과정에서 보면, 독니 자국이 난 두 지점사이를 날카로운 메스로 절개를 하는 장면, 많이 부었다고 해서 물린 손등부위를 생선구이에 칼집을 넣듯이 가로 세로 바둑판 형태로 긋는 장면이 생생하게 떠오른다. 지금 생각하면 근거도 미약하고 나중에 생기는 후유증을 생각할 때 왜 그렇게 했는지 참으로 미개 했었다고 아니할 수 없다.

환자나 보호자 또한 마찬가지이다. '뱀에게 물렸을 때, 그 뱀을 죽이면 내가 살고, 그 뱀이 살면 내가 죽는다' 라고 하면서 뱀을 필연코 잡으려고 하다가 양 손에 여러 군데를 물려서 오기도 하고, 물려서 응급실에 올 때면 물린 부위 위를 아주 딴딴하게 동여매어서 묶은 부위 이하가 시커멓게 동맥피가 차단될 정도로 위험하게 오는 경우도 허다했다.

어느 날 독사 교상환자를 병실에 입원시킨 후 회진을 돌려갔더니 붕어인지 잉어인지 모르는, 큰 물고기 한 마리를 부어 있는 팔뚝에 턱 올려놓고 붕대로 감아 놓은 것이 아닌가? '이게 뭡니까' 하고는 물고기를 빼내어서 창문 밖으로 던져 버린 후, 오후에 다시 회진을 가보니(아마도 오후에는 설마 회진을 오지 않을 것이라 생각했던 모양이다.) 버린 물고기를 언제 또 다시 주워서 감아 놓았지 않은가? 옆에 누워 있던 환자분이 하는 말씀이 "그거, 붓기에 효과 있는데...

가정 또는 현장에서의 응급처치가 상당히 중요하다. 발생 초기에 환자 또는 보호자가 어떻게 했느냐에 따라서 후유증, 입원일수를 포함한 비용과 병의 진행에 크게 영향을 준다. 모든 교상환자는 우선 최대한 빨리 병원으로 이송을 해야 하며 움직이고 흥분하면 심장박동이 증가하여 독의 흡수가 촉진될 수 있으므로 진정하고 신체활동은 최대한 줄인다.

물린 사지부위는 심장 아래 위치로 내려서 움직임을 최소화 하도록 한다. 간혹 보호자나 구급대원들이 의문을 가진다. 물린 부위 위를 감고 사지를 심장 아래로 두고 응급실에 왔는데, 정작 응급실에 오니 감은 것을 풀고 물린 부위는 위로 올려 놓았더라고(?)

물린 반대쪽 사지에 항뱀독소 주사를 시작하면서 묶어 둔 물린 부위 사지를 풀어 주며, 그 후로는 붓기 감소를 위해서 심장 위로 올려 준다. 붓기를 줄여 주는 것이 입원 치료 후 환자, 보호자, 의료진의 주된 관심사 중의 하나이다.

빨기(흡인)와 절개는 위험하며 요즘은 예전처럼 사용을 추천하지는 않는다. 더구나 입안에 상처가 있는 사람은 절대로 환자의 상처를 흡인하면 안 된다. 그리고, 차가운 얼음물에 담그면 뱀에 손상 입은 조직을 더 악화시킬 수 있다고 하여 그 또한 하지 않는다.

물린 부위를 동맥의 흐름까지 막을 정도로 단단히 묶는 것은 조직의 허혈을 가져올 수 있으므로 교상 후 30분 이내에 얕은 정맥과 림프액의 흐름만 차단할 정도(원위부의 맥박을 유지함)로 압박붕대를 감는다. 2010년 말에 나온 지침에 의하면 상지에는 40-70mmHg의 압력으로 물린 부위전체에 압박붕대를 하는 것과 하지에서는 55-70mmHg의 압력으로 압박붕대를 하는 것이 림프액 흐름속도를 줄이는데 효과적이고 안전한 방법이라고 나와 있다. 가정이나 현장에서 이렇게 하는 것이 현실적이지 못하나, 너무 단단하게 묶지 말라는 뜻으로 이해하면 될 것이다.

절개는 권하지 않으며 이는 효과가 부족하고 하부조직에 오히려 손상을 유발할 수 있으며 실제 환자들에게 입원기간이나 통증, 경제적 비용을 가중시킬 수 있다.

열 관련 응급상황

2013년 여름 대구의 바깥 기온이 35.9℃까지 올라갔다. 무지 더운 날씨다. 햇볕도 따갑다.

경북 칠곡 근방에서 밭농사 하시던 48세 남자분이 오전에 물 한 모금 마시지 않고 일을 하시다가 의식이 떨어지고 구토 증세를 보이면서 119를 타고 응급실에 실려 왔다.

기왕력에 당뇨병이 있었다.

이런 날씨라면 어떠한 환자가 응급실에 들어오더라도 의료진은 항상 열 관련 질환을 염두에 두고 진료에 임해야 한다. 그렇지만 우선 급히 뇌출혈이나 뇌경색을 먼저 배제하기 위해서 머리 CT촬영을 하였다.

혹시라도 시간이 지체되어 수술 가능성이 있는 상황을 지나치게 되면 더 큰 문제가 발생하기 때문이다.

당뇨 수치를 검사하니 250정도가 나왔다. 정상수치는 아니지만 지금 상황에서 이것이 문제는 아니다.

대학병원이라고 해서 열 탈진에 대한 아주 특별히 중요하게 여겨지는 치료가 있는 것은 아니지만, 열 탈진이라고 의심을 하는 그 자체가 중요하며, 열사병으로 진행되지 않도록 조치를 해야 하고 진단 그 자체가 의료진들, 환자와 보호자 모두에게 어느 정도 분위기를 가라 앉혀 줄 수 있다. 열 탈진 정도에서 입원 치료를 요하는 경우는 거의 없다.

구토 증세는 열 관련 질환과 관련해서 뇌에 영향을 주어서 생겼을 수도 있고, 이 환자의 경우에는 당뇨병으로 인한 위장운동이 평소 떨어져 있었고, 열에 장기간 몸이 노출되면서 조금 악영향을 받았을 수도 있다고 생각된다.

노약자나 만성질환자 그리고 여러 가지 약물들을 복용하고 있는 분들에게 아무래도 열 발산에 장애가 생길 가능성이 높다.

열 관련 질환에는 가볍게는 열부종이 있고 좀 더 진행하면 열 경련, 열 실신, 열 탈진, 열사병 등이 올 수 있다.

열 부종은 더위에 노출된 후 손과 발, 발목이 붓는 경우(몸속의 체액이 아래로 쏠려서 생김)를 말하는데, 이것은 무더운 날씨에 오랫동안 서 있거나 휴가철 장거리 여행을 한 후 발생될 수 있으며, 특히 연세가 드신 분들에게 생길 가능성이 많다.

손, 발을 자주 움직여 주고 한 번씩 위로 올려 혈액순환을 도와주고, 쉬어주는 것이 도움이 되며, 특별한 치료 없이도 대부분 며칠 이내에 저절로 낫는다.

더 심한 것으로는 무더위에 오랫동안 노출되었을 때 다리 근육 특히, 장딴지(calf)에 경련을 일으키거나 심한 탈수와 함께 탈진을 일으키고 실신을 하는 경우가 있는데, 이때 치료가 제대로 이루어지지 않으면 열사병으로 진행하게 되어 치명적인 손상을 초래할 수 있다.

시원한 곳으로 빨리 옮기고 전해질이 포함된 수분을 충분히 공급해 주는 것이 좋다. 대개 심하게 땀을 많이 흘리고 물이나 저삼투압성액(전해질이 포함되지 않은 보통의 맹물이나 생수, 보리차물 등)을 많이 먹으면, 다리, 복부에 경련(쥐가 남)을 유발하게 되고 그 맹물마저 먹지 않게 되면, 열 탈진(더위 먹음)이 발생 한다고 이해하는 것이 좋겠다.

열과 관련된 응급상황은 남녀노소 차이가 없으나, 그 중에서 연세 드신 분들에서, 특히 그 중에서도 만성병이나 약물을 복용중인 분들이 걸리기 쉽다. 땀 발산에 장애를 초래하는 약물 복용자, 탈수를 초래하는 여러 상황들이 원인으로 작용 될 수 있고, 무더위에 격렬한 운동을 하던 중 또는 마친 후에 나타나는 경우가 흔히 있다.

열이 나면 정상적으로 우리 몸 바깥의 피부의 혈관이 확장이 되어서(발갛게 보임) 증발이나 복사, 대류, 전도의 열손실 메커니즘에 더 가까이 노출이 되도록 하고, 그러면서 특별한 문제가 없으면, 땀 분비가 증가되어 열이 떨어지는 방향으로 진행이 되어 인체가 항상성을 유지 하도록 해 준다.

더우면 시원한 곳으로, 추우면 따뜻한 곳으로 스스로 이동하는, 열 또는 추위에 대한 행동조절 또한 중요한 열 손실 또는 열 획득 과정이라 할 수 있다. 술에 취해 있다든지, 본인 스스로 제어하지 못하는 신체상태(뇌졸중으로 침대생활을 오랜 동안 하는 경우)라면 문제가 될 수 있다.

심박동수는 말초혈관의 확장에 의한 일회 심장박출량의 감소를 보상하기 위해서 증가될 수 있다.
이때, 기존 심장질환자들, 약물복용 및 생리적 장애가 있는 환자들은 심장박출량(cardiac output)을 정상적으로 유지하기가 어려워 질 수 있다. 가끔 이러한 분들 중에서 목욕탕에서 몸을 뜨거운 물에 담그고 있거나 뜨거운 사우나실에 앉아 있다가 의식을 잃고 응급실에 내원하는 경우를 종종 볼 수 있다.

매년 대학병원을 찾아오는 환자들 중 벌에 쏘여서, 식용버섯이 아닌 류를 먹고서 오는 환자들의 수만큼 드물지 않게 목욕탕, 사우나 등에서 의식을 잃고 또는 물속에 잠기어서 익수상태로 호흡이나 심장이 멎어서 응급실을 찾는 경우를 볼 수 있다. 어떤 80대의 할아버지 한 분은 연 이어 두 해에 걸쳐서 아침

운동 후 사우나탕에서 의식을 잃고 내원 하였는데, 사우나 전에 혈압약과 전립선 약은 꼭 빼 먹지 않고 복용을 하셔서, 사우나란 뜨거운 환경으로 인해 피부의 혈관들이 확장된 상태에서 뇌로 가는 혈류(정상적인 의식을 위해서)를 유지해야 하건만 복용하는 약들로 인해서 심장박동수가 충분히 빨라주지 못해서 의식을 잃고 바닥에 쓰러지거나 아니면 욕조 내의 물에 빠질 수 있는 것이다. 고령이 아니더라도 약의 종류와 그 메커니즘에 따라서 처해진 환경(고온 또는 저온)에서 인체에 상당한 악영향을 미칠 수 있다는 것을 염두에 두어야 하며, 병력조사에서 꼭 확인을 하여야 한다.

고령이나 약물 복용자가 아니다 하더라도 건강한 젊은 운동선수들, 군인, 아스팔트 도로 작업, 용광로작업, 소방관들 등 고온의 환경 하에서 경기나 작업을 수행하던 중에 열질환이 발생할 수 있으며, 자신의 몸속의 열의 생산과 주위환경으로부터의 열의 획득이 개인의 열 제거 과정의 능력의 한계를 초과할 때 발생한다. 이때 효과적으로 열을 떨어뜨릴 수 있는 방안이 없는 경우에는 점점 탈수와 함께 고열이 동반되어서 심혈관과 내분비 부전(failure)에 빠지게 되어 위험할 수 있다.

보통 더위를 먹었다고 표현하는 정도의 증상을 보일 때는 열 탈진에 해당하는 경우가 많다. 열 실신이나 열 경련 등의 질환들보다 체액결핍이 상당한 정도로 진전된 경우이다. 체온은 정상에서 40°C까지 다양하게 나타날 수 있다. 열 탈진은 피로감, 오심, 구토, 어지러움, 두통 등의 다소 비 특이적인 여러 가지 동반 증상들을 보이는 하나의 증후군으로 보는 것이 좋겠다.

의식은 아직까지 정상소견을 보이고 진단을 내리기 위한 특이한 증상이나 정의가 없으므로 다른 주요한 질환들을 반드시 배제해야 한다.

염류(소금) 고갈과 수분 결핍이 함께 있는 경우로, 열 경련과의 차이점이라고 하면 한참 더울 때 갈증이 나서 염류가 포함이 안 된 맹물이라도 먹었던 것이 열 경련이라면 열 탈진은 격렬한 운동경기를 하는 동안에 그 마저도, 아무것도 섭취하지 않은 경우라 할 수 있다. 전반적인 탈수가 아주 심한 상태로 생각할 수 있다.

또한 열 경련의 지엽적인 증상에서 전신증상으로 옮아가는 것으로 이해를 할 수가 있으며, 환자는 입원을 고려할 수 있고 열사병으로 진전되지 않도록 유의해야 한다.

마라톤 대회 지원을 위해서 한번씩 운동장에 나가 보면, 주어진 코스를 완주한 후 일부 선수들 중(주로 순응이 잘 안된 일반인이 많음) 마지막에 운동장으로 들어오면서 장딴지 근육에 쥐가 남을 호소하는 사람과 양 다리가 비틀거리면서 식은 땀을 흘리면서 쓰러지는 부류를 볼 수가 있는데, 전자가 열 경련에 가깝고, 후자는 열 탈진의 형태로 이해하면 되겠다.

소뇌가 열에 가장 민감한 부위로 알려져 있으며 보행실조(ataxia)가 가장 먼저 나타나는 신경학적 소견으로 똑바로 걷지 못하고 비틀거리는 모습을 보이는 것이 이러한 때문이라고 생각하면 된다.

보통 중심체온이 40.5°C 이상이면서 중추신경계이상 소견을 보이고 피부가 마르고 따뜻하며 땀이 나지 않을 때 열사병을 의심한다고 해 왔으나 현재는 땀이 나지 않는 것이 절대적인 기준은 아니라고 알려져 크게 진단을 하는데 개의치 않는다.

중추신경계가 열사병에 취약하며 의식변화를 일으켜 가볍게는 과민한 반응으로 시작해 심하면 착란, 환각, 경련, 혼수를 초래할 수 있다. 중추신경계 이상 소견은 42°C 이상일 때는 거의 항상 나타난다고 생각되며 짧은 기간의 고온에 노출되는 경우보다 비록 온도가 좀 낮더라도 오랜 시간에 걸쳐서 노출되었을 때 더 예후가 나쁜 것으로 알려져 있다.

대구의 평소 여름 기온보다 훨씬 낮은 언론의 관심도 없는 2014년 5월 중순의 30도 가량의 기온에서 밭일을 하던 아주머니 한 분이 의식을 잃고 쓰러져서 응급실에 내원했다. 이 또한 장시간의 노동일에 대한 체력소모, 탈수 등과 적절한 기온이 맞닥뜨려서 발생한 일이다.

열사병의 치료는 여느 중증 질환과 마찬가지로 A(Airway, 기도유지), B(Breathing, 호흡공급), C(Circulation, 순환유지)를 포함한 초기의 인명 소생술, 그리고 무엇보다 최대한 빨리 열을 떨어뜨리는 것이 중요하며, 함께 동반된 질환이나 합병증에 관심을 갖고 치료를 해야 한다.

열을 떨어뜨리는 방법 중에는 침습적인, 비 침습적인 방법들이 있는데, 상황에 따라서는 중증의 치료에 불응하는 고열환자들에서 이것저것 가능한 모든 수단을 강구해야 할 것이다.

일차적인 치료 목표는 체온을 40°C 이하로 내리는 것이다.

환자를 준비된 욕조 같은 곳에 담가서 체온을 떨어뜨린다는 이론도 있는데, 모니터링의 문제와 떨림(shivering)증세의 발생, 제세동이나 소생술이 필요할 경우 대처하기가 어렵고 병원사정에 따라서 적절히 유용한 욕조를 준비하기가 쉽지 않다. 또한 실제로 그렇게 치료했다는 얘기를 주위에서 들어 본적이 없다.

현실적으로는 적용하기가 어렵다. 그래서 보통 사용하는 주된 방법은 증발, 전도 등의 메커니즘에 의한 것들이다. 환자를 탈의시키고 시원한 바람을 일으키는 선풍기, 부채, 에어컨 등을 환자 가까이에 준비한다. 그리고는 미지근한 물을 환자에게 전체적으로 뿌려 준다.

젖은 시트 등으로 환자를 덮지 않는다. 이렇게 하면 환자의 피부로부터의 증발을 방해하는 역할을 해서 도움이 되지 않는다.

얼음주머니를 목, 겨드랑이, 그리고 서혜부 쪽에 대어 준다. 이 위치들에는 몸에서 비교적 굵은 혈관들이 지나가는 부위이므로 이론적으로 혈액이 순환하면서 몸 전체를 식혀 주는데 도움이 될 수 있으며, 쉽게 이용할 수 있고 비 침습적인 방법이다.

보호자가 옆에서 계속 얼음주머니를 그 부위에 데어주지 않으면, 실제로는 몸에서 떨어져 있는 경우를 임상에서 많이 볼 수 있어서, 보호자에게 충분한 설명이 함께 이루어져야 할 것으로 생각된다.

심폐 우회로(bypass)를 통해서 가장 빠른 방법으로 열을 내릴 수가 있으며 악성 고열치료에 매우 효과적일 수 있다. 그 외에 냉수로 위세척, 방광, 직장세척, 복강세척을 해 볼 수 있다.

익수(Near-drowning)

화장실이 맞나 변소가 맞나? 화장을 할 수 있는 장소에 변기가 마침 설치되어 있어서, 화장실인가? 그러면 화장을 하기에는 거울도 없고 다소 불가능하지만, 변을 보는 기능적인 면만 뜻하는 예전의 거기는 화장실이 아니라 변소가 맞는 표현일 것이다.

예전에 푸세식 화장실이라고 해야 하나, 통시라고 해야 할까? 거기에 빠져서 온 환자를 두어 여 번 보았다. 요즘은 그런 것이 있었는지도 모르는 젊은 사람들이 많아서 잘 모를 거라 생각된다. 과거에 큰 절에 가서 큰일을 치르고 휴지로 닦고 추스르고 나와서 문을 닫고 몇 발자국 걸어가면 (?) 떨어지는 소리가 났었다는, 그 깊이가 상당 했었다고 우스갯 소리를 들은 적이 있다. 아무튼 이 정도의 깊은 뒷간이 아니라, 집에 있는 비교적 얕은 화장실에서 초등학교 저학년 남자아이가 빠져서 자기 아버지가 건지려 들어가서, 함께 온 경우가 있었는데, 온 응급실에 냄새로 진동을 시켰지만 다행히도 생명에는 지장이 없었다. 이런 드문 경우를 제외하면 대다수의 익수 장소는 그래도 비교적 깨끗한 물인 담수(강, 호수, 풀장 등)나 해수(바닷물) 정도의 차이일 것이다.

예전에는 술을 마시거나 동문회, 신입생 환영회 등에서 또는 객기로 큰 호수나 못을 가로질러 수영을 하다가 사고를 당한 사람들이 실려 오기도 했으며, 수년 전에는 친척 집에 놀러 온 사촌조카가 폭우가 내린 상황에서 바깥에서 노닐다가 맨홀 뚜껑이 약간 열려 있는지를 모르고 그곳에 빠진 경우도 있었다.

물에 빠지는 경우는 물에서의 체온 소실, 물의 오염정도, 환자의 나이, 음주 유무, 발생 장소(바닷가, 강, 호수, 계곡, 집안의 욕조 등), 환자의 기저질환 유무 등 여러 가지 요소가 직, 간접적으로 원인과 치료 및 예후에 영향을 미칠 수 있다.

결국 물에 빠지게 되면 흡입 공기의 부족과 함께 저산소증에 빠지면서 물을 많이 삼키게 되고, 또한 폐 쪽으로도 물이 흡인되게 된다. 폐의 표면활성물질의 기능에 영향을 주어 비심인성 폐부종, 환기-관류 불균형을 초래하게 되며 이로 인해서 더 심한 저산소증과 대사성 및 호흡성 산증을 일으키고 심장정지 상태에 까지 이를 수 있다.

환자의 연령, 물의 온도, 저체온증에 노출된 시간과 정도, 다이빙 반사, 소생 노력의 효과 등이 환자의 예후에 영향을 준다. 사건 장소에서 얼마동안 침수가 되었는지 정확한 시간은 보통 잘 모르는 경우가 많다. 따라서 소생술을 실시한 시간이 무산소 또는 허혈상태의 정도를 볼 수 있는, 그런대로 가장 객관적인 방법이라 할 수 있다.

차가운 물에서 침수사고를 당한 경우에는 중추신경계와 심폐기능의 생존가능여부가 분명해 질 때까지 보통때 보다 소생술을 더 오랫동안 지속할 것을 권고한다.

다이빙 반사로 인해서 영아와 소아가 침수사고를 당했을 때 성인과는 달리 차가운 물이 아이들의 예후에 긍정적인 영향을 주면서 뇌와 심장을 어느 정도의 시간동안 보호해 주는 역할을 할 수 있다는 데 흥미롭다. 차가운 물에 빠지게 되면 뇌의 대사율이 떨어지며, 혈액이 주로 뇌와 심장 쪽으로 션트(다른 장기로 많이 가지 않고)된다. 환자는 중추신경계의 손상이 없이 무호흡과 서맥(거의 심장정지 상태)을 보일 수 있으므로 성인에 비해서는 그래도 어느 정도의 시간을 더 벌수가 있다는 뜻이기도 하다. 하지만, 큰 차이는 아니므로 익수소아를 발견 즉시, 즉각적인 심폐소생술을 시행하여야 한다.

감압병(Decompression sickness, DCS)

감압병 또는 잠수병이라는 용어를 10 여년 전만 하더라도 이에 대해서 들어본 사람은 거의 없으리라 생각한다. 서해의 천안함과 진도 앞바다의 세월호 사건을 겪으면서 구조 활동에 있어서의 인간으로서의 높은 한계(벽)를 빠른 조류의 힘과 물의 깊이(10m 하강에 약 1기압 증가) 그리고 그것과 함께 발생 가능한 잠수병에서 실감한다.

높은 수압의 깊이로 내려가면 부피를 가지는 공간(몸속의 귀, 치아, 부비동, 폐, 위, 소장 등)은 압력과 반비례 해서 부피가 줄어드는데(압축), 실제 잠수부는 여러 가지 기체가 포함된 압축 가스통을 흡입하면서 내려가므로 같은 부피를 유지하면서 깊은 바다로 들어간다.

흡입한 기체는 폐를 지나 혈관 속으로 들어간다. 전자의 반비례되는 부피는 보일의 법칙과 관련이 있고 후자의 조직이나 혈관으로의 기체이동은 헨리의 법칙으로 설명된다.

문제는 내려가는 하강 시에도 발생할 수 있지만, 잠수병은 물속 일을 끝내고 올라오는 상승시에 주로 발생한다. 천천히 수중 깊이에 따른 잠수속도와 머무르는 시간을 정해 놓은 잠수 시간표(Dive table)를 이용해서 해수면으로 올라올 때(수압이 점점 감소)에는 수면으로 올라오면서 호흡과 함께 혈관과 조직으로 스며들어간 비활성가스가 호기되어 입밖으로 나오게 되지만, 어떠한 이유로 급히 상승하게 되면, 갑자기 탄산음료(콜라 등)의 병을 딸 때 발생하는 버블처럼 불활성 기체방울들이 바깥으로 호기되지 못하고 조직과 혈관계에 남아서 혈관을 꽉 막거나 염증을 일으켜서 잠수병의 증상들이 발현된다.

그렇게 막은 조직, 혈관이 위치한 인체 부위에 따라서 그 쪽의 통증발현과 함께 기능에 이상을 초래하게 되는 것이다.

18 여년 전에 동해의 포항 앞바다 근처에서 조업을 하던 40대 초반의 아저씨가 배꼽아래 전체가 마비가 되고, 소변을 전혀 보지 못하며, 피부가 간지러운 증상을 호소하면서 동료들의 부축을 받으며 응급실에 내원했다. 전공의 2년차 때의 일이다. 잠수병이라고 들어본 적도 없어서 우선 급히 참고서적을 뒤져 보고, 빠른 속도로 읽어 보았다.

환자의 증세가 만만치 않음을 직감하고, 일단 기본 검사와 산소치료를 하면서 환자가 들어간 수중 깊이와 올라 올 때 전문 잠수부인데 왜 급히 올라 왔는지, 그리고 바닷가의 치료 가능한 시설들이 있을 텐데 왜 이런 내륙으로 들어 왔는지 등을 물어 보았다.

환자분은 40미터 가량까지 내려가서 조업을 했는데, 불법(?) 상황이 발생해서 급히 인도 밧줄을 잡고 올라 와서 이렇게 되었다고 한다. 그 날 파도가 거세게 치는 상황이 아니었으면 다시 천천히 양쪽에 동료 손을 잡고 내려갔다가 다시 올라 올 계획이었다고 하였다.

아무튼 당시 우리병원에는 1인실 고압산소 치료기가 있었지만 환자에게 적용해야 되는 4기압이나 5기압 이상의 압력상승이 불가능한, 단지 일산화탄소 중독치료만이 가능한 3기압이 채 올라가지 않는 그 정도였다. 한두가지 저널과 서적을 또 뒤쳐 본 후 낮은 압력이라도 여러번 시행하면 경과가 좋을 수도 있다는 것을 보고 몇번 시행을 하다가 약간의 증상의 호전은 보였지만, 치료기의 작용시간이 워낙 길고 환자의 예후가 걱정되어서 도뇨관의 삽입 후 환자, 보호자와의 동의하에 다시 서울의 잠수병 치료가 가능한 병원으로 전원 하였다.

두 번째의 경험은 5-6년 전쯤 응급실에 실습을 온 응급구조학과 학생 중의 한명이 지난주에 제주도에서 며칠간에 걸쳐서 스쿠버 다이빙(20-30미터)을 한 후에 비행기를 타고 대구로 올라오는 중에 관절 부위(양쪽 무릎과 발목, 팔꿈치, 어깨)에 통증이 발현되어서 세 차례의 고압산소치료 후 증상이 호전되었던 적이 있었다.

이 두 번이 아마도 근 20년 동안 직접 경험했던 잠수병 관련 환자였다고 생각 되며, 전자는 보통 말하는 증상이 심한 2형에 해당되며, 후자는 주로 관절 부위를 침범하는 1형이라고 할 수 있는데, 잠수 후의 비행은 대기압이 더욱 더 감소되기 때문에 감압병을 조장하거나 악화시킬 수 있으므로 마지막 다이빙

이 있은 후 최소한 12시간 이상은 비행을 금지해야 한다. 일반 여객기는 전투기 등과 달리 여압(비행기의 객실 안이 대기와 압력이 같도록 함)의 상태로 알고 있지만, 이 · 착륙시의 고도의 급속한 변화에 따라서 귀 안의 중이내 공기와 침을 삼킬 때의 유스타키오관과의 정상기능(염증에 의한 막힘없는 개통) 간의 관계에 의해서 귀가 멍하고 다시 풀리는 현상이 생기는 것을 보면, 물속에서의 갑작스런 위치변화(압력과 부피의 물리적 급변)에 따른 현상을 충분히 이해할 수 있으리라 생각된다.

일산화탄소 중독(carbon monoxide intoxication)

날씨가 차가와 지면서 색깔이 없고 냄새도 나지 않는 일산화탄소에 중독되어 응급실에 내원하는 환자들을 가끔 본다. 의식이 없는 환자에서 처음부터 의심을 하지 않으면 보호자도 의사도 간과하게 되어서 진단과 치료가 늦어지기 십상이다. 90년대 이전에는 연탄에 의한 가스 중독이 워낙 많아서 연탄가스 중독이라고 일컬었지만 비단 연탄 뿐만 아니라 우리들의 생활 곳곳에 일산화탄소 중독의 가능성은 여러 곳에 산재해있다.

겨울철 찬 공기를 막으려고 밀폐된 곳에서 화로를 피우는 경우, 창문을 꽉 닫은 차에서 히터를 틀어 놓고 잠을 자는 경우, 가정이나 지하철 등에서 가스가 누출되는 경우, 화재로 대피 중에 가스를 흡입하는 경우, 찜질방 내 숯으로 인한 경우 등, 만일 이런 경우가 음주를 한 상태에서 발생된다면 보통 때 보다 감각이 더 무디어져서 빨리 깨어나지 못하고 이로 인해 조기치료가 어려워지므로 치명적인 결과가 초래될 수 있다.

80년대 후반 이후 감소했던 연탄 소비량이 소득의 양극화로 빈곤층의 연탄 사용량이 2000년대 이후 다시 해마다 증가 추세에 있다고 한다. 연탄에 의한 일산화탄소 중독 환자의 경우가 다시 증가할 것으로 예상이 된다.

우리 몸의 모든 장기 그 중에서도 특히 뇌와 심장에는 산소가 반드시 필요하며 그 산소는 혈색소(적혈구내의 헤모글로빈)에 의해서 정상적으로 조직까지 운반되어진다. 그런데 일산화탄소는 산소에 비해 혈색소와 약 200배 이상 결합 친화력이 있다고 알려져 있어서 일산화탄소 중독의 경우 조직의 저산소증을 유발해 치명적인 위험을 초래 할 수가 있다. 다시 말하면 몸 안의 적혈구는 정상수치 임에도 불구하고 그 고유의 기능을 하지 못하므로 일산화탄소가 화학적 빈혈상태를 유발시키는 것이다. 또한 정상적으로 산소가 세포내의 사립체(mitochondria, 미토콘드리아)에서 산화적 인산화 과정을 거쳐서 필수적으로 에너지(Adenosine triphosphate, ATP)를 만들어 내어야 되나 시토크롬이라는 산화효소에 일산화탄소가 결합을 해버려 이 과정마저 차단해 몸에서 필요한 적당량의 에너지 생산을 하지 못하게 된다.

일산화탄소 중독이 경할 때에는 두통이나 오심, 구토 등과 피곤하고 어지럽고 정신집중이 잘 안되는 등의 가벼운 감기증세를 보일 수가 있으나 심할 때는 흉통, 호흡곤란, 빈맥, 발작, 혼수, 부정맥, 급성호흡곤란증후군(Acute respiratory distress syndrome, ARDS), 급성신부전, 폐부종, 횡문근융해, 다발성 장기부전, 파종혈관내응고(Disseminated intravascular coagulation, DIC) 등의 치명적인 경과로 진행된다.

병의 경과에 따라 증상과 징후가 다양하기 때문에 상기도 감염, 뇌졸중, 기존 만성질환의 악화 등으로 오인해서 진단과 치료가 늦어지는 경우가 종종 있다.

노인이나 어린이들에게 더 심한 증상을 보일 수 있으며 임산부인 경우 본인이 더 위험하지는 않으나 태아에게는 문제가 될 수 있다. 태아의 혈색소는 일반인들보다 일산화탄소에 더 잘 결합을 하므로 치료에 좀 더 신경을 써야 된다.

연소와 관련된 물질에 노출되면서 감기와 유사한 증상들을 보이면서 동시에 다수의 환자가 발생되었을 때 일산화탄소 중독을 강력히 의심하고 고압산소 치료가 가능한 병원을 방문할 것을 권유한다.

중독에 대한 치료는 혈색소에 결합되어 있는 일산화탄소를 제거(해리)하는데 중점을 둔다. 제거되는 속도는 흡입산소 농도에 따라 다른데 일반 대기에서 4시간 정도가 걸리고, 병원에서 100% 산소를 공급하면 90분 정도가 소요되며 고압산소 탱크를 이용해서 3기압 정도의 압력을 가해서 100% 산소를 공급하면, 23분 정도이면 일산화탄소를 혈색소에서 떼어내어 자기 본연의 기능인 산소 운반 기능을 회복해 조직 내로 정상적인 산소공급이 이루어져 치료가 이루어진다.

고압산소 치료가 모든 환자들에서 다 필요한 것은 아니다. 고압산소 치료가 필요한 경우는 실신, 혼수, 발작, 국소적인 신경이상, 중증 대사성산증, 혈중 일산화탄소와 결합한 혈색소 농도가 25% 이상을 보일 때 그리고 100% 산소를 투여해도 증상의 개선이 없는 경우 등이다.

초기에 적절한 치료를 시행한다면 거의 대부분의 환자들이 입원치료가 필요치 않고 응급실에서 관찰 후 퇴원가능하다. 그러나 보통 노출 후 고압산소치료가 6시간 정도 지연되면 그 효과가 감소한다고 알려져 있으며 불가피하게 장기간 입원치료를 요하게 되고 예후도 나빠질 수 있다. 따라서 모든 병원들에서 고압산소 탱크를 구비하고 있지는 않기 때문에 지역의 어느 병원에서 치료가 가능한지 미리 알아 두는 것도 좋을 것이라 생각된다.

몇 가지 일산화탄소 중독 예방책

1) 연탄, 숯불에 의한 불 연소 가스, 보일러 배기가스 등이 실내로 유입되지 않도록 주의한다.
2) 보일러와 배기통 연결부위 등에 누수가 있는지 주기적인 점검이 필요하다.
3) 밀폐된 공간에서 숯이나 조개탄 등을 태우고 음주 후 수면을 취하지 않도록 해야 한다.
4) 화재가 난 경우 손수건 등에 물을 묻혀 코와 입을 막고 몸을 낮춰 대피한다.
5) 창문이 닫힌 차안에서 시동을 켜 히터를 털어 놓고 장시간 수면을 취하지 않는다.
6) 찜질방의 숯 가마실 내의 환기를 주기적으로 적절하게 시켜준다.
7) 이유 없이 지속적, 반복적으로 두통이 집단적(가족 여러 명이 동시에)으로 발생 한 경우, 특히 노출장소를 벗어난 후 증상이 약간 호전을 보일 경우 중독을 의심하고 응급실을 방문하도록 한다.

08 생활 속 응급처치

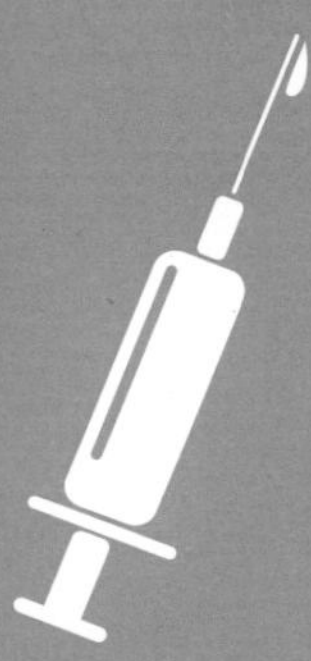

119에 도움 요청(스마트폰인 경우는 지역번호의 저장 유무에 관계없이 119만 눌림!)

⇒ 침착하게 환자상태, 환자 수, 사고종류, 현장상황 등을 알려 줌

⇒ 상담원 지시대로 하며 먼저 전화를 끊지 않도록 함

가능한 빨리 위험환경에서 환자를 구하되 자기 자신이 그 위험에 노출되어서는 절대 안됨

옷에 불이 붙은 경우

1) 그 자리에 멈춰 서, 누워, 구른다.

2) 물을 붓거나 담요 등으로 덮어 끈다.

3) 즉시 화상부위를 시원하게 식힌다.(얼음을 직접 대면 안됨)

①통증을 감소시킴 ②부종, 감염률, 화상깊이를 감소시킴

③더 빨리 낫도록 해줌

- 잘 벗겨지는 의복, 반지, 목걸이, 시계 등은 미리 벗겨놓음(이때 화상부위는 건드리지 않도록 함)
- 수포(물집)는 그대로 두고 화상부위를 깨끗한 것으로 덮어 줌(병원 이송 후 처리)
- 각종 로션, 크림, 연고, 가정용 비상약 등을 바르지 않음
- 가루 등의 화학물질은 장갑을 낀 손이나 옷(천) 조각 등으로 조심해서 털어냄, 그런 후 화학물질에 의한 화상은 대량의 흐르는 물로 병원에 도착하기 전까지 계속해서 씻어 줌

전기감전

손상의 중증도에 영향을 미치는 요인들

: 에너지 량, 전압, 저항, 전류형태, 접촉시간, 몸 통과 방향

피부저항 : 전류의 흐름을 막는데 가장 중요한 요인

⇒ 축축하게 습기가 묻어 있으면 저항이 감소

⇒ 낮은 전압에서도 생명에 위협을 줄 수 있음

- 전기가 계속 켜져 있는 상태에서 환자와 접촉하면 안됨

- 전기를 우선 차단
- 땅에 떨어진 전선은 건드리지 말고 한전이나 소방서에 연락을 취함
- 아주 고압인 경우는 어떠한 것이라도 전류를 통하게 할 수 있으므로 가까이 가지 않는 것이 좋음
- 전기가 완전히 차단된 것이 확인된 후 환자를 평가
  1) 심폐소생술, 제세동 치료
  2) 쇼크, 열화상에 대한 치료
  3) 근-골격계, 척수손상가능성에 유의할 것

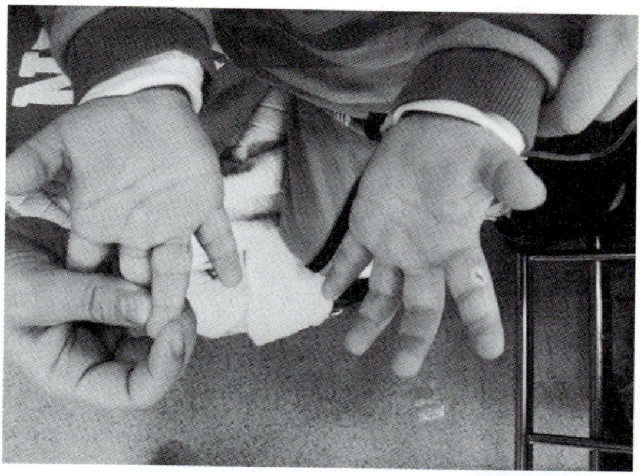

사진 15) 양쪽 손가락에 전기손상을 입은 3세 소아

약물중독

모르고 실수로 먹은 경우 또는 일부러 먹은 경우

- 증상에 관계없이 모든 중독(특히 자살시도) 환자는 반드시 가까운 응급

실로 빠른 시간내로 이송

- 어떠한 것도 허락없이 입안으로 투여하면 안됨 : 물, 우유, 토근(구토유발)시럽 등
- 기도내로 흡인이 안되도록 하는 것이 중요함
- 먹은 후 경과시간이 많이 지났으면 위세척 의미가 감소
- 위 세척의 적응이 되는 약물과 금기가 되는 약물들이 있음

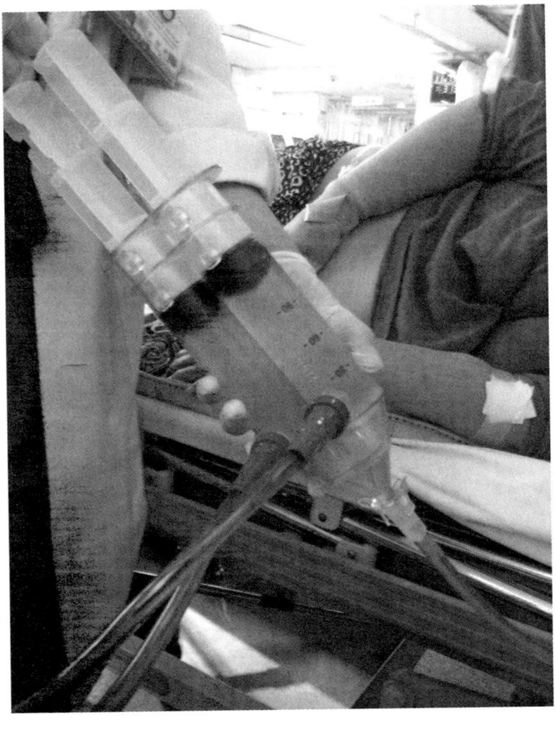

사진 16) 위세척 장면
(맑은 물은 위내로 들어가는 물이고, 다소 탁한 물은 세척 후 나오는 물)

출 혈

환자의 혈액으로부터 본인(구조자)을 보호 : 모든 체액은 감염의 가능성이 있을 수 있다고 간주함

⇒ 가능하면 장갑, 마스크 등을 착용

⇒ 지혈한 후에는 손을 깨끗이 씻고, 그 이전에는 입, 코, 눈 등에 접촉을 삼갈 것

비 출혈(코피)

⇒ 앞으로 구부리고 코를 엄지와 검지의 중간부분으로 10분 이상 압박
출혈이 있는 어느 부위라도 깨끗한 소독거즈 등으로 드레싱을 하고 그 위를 손가락이나 손바닥으로 직접 세게 눌러 줌

⇒ 출혈이 계속되면 처음보다 더 센 압력으로 눌러 줌

⇒ 드레싱 한 것이 푹 적셔지면 그 위에 다가 두 번째 드레싱을 시행

사지(팔다리 부위)의 출혈

: 사지를 심장위치보다 위로 올려 줌
출혈 환자들에게는 정상체온을 유지하도록 해 줌

⇒ 젖은 옷은 벗기고 담요 등으로 덮어서 저체온증을 예방

의식이 떨어지는 경우

외상에 의한 것 또는 각종 질환(당뇨병관련 합병증, 뇌졸중 등)에 의한 것들

증후 : 의식소실, 혼란상태, 두통, 몸의 어느 한 부분을 잘 움직이지 못하는 경우, 어지러운 경우, 몸의 균형을 잡기 어려운 경우, 사물이 두 개로 보이는 경우 등

⇒ 최대한 신속하게 구급차를 이용, 뇌졸중치료가 가능한 병원으로 이송

⇒ A(기도확보), B(호흡유지), C(순환유지)

⇒ 체온유지

⇒ 환자가 당뇨병이 있으면서 직접 삼킬 수가 있다면 당이 포함된 음료를 먹여 봄

: 의식이 없으면 먹이지 말고 그냥 병원으로 이송

잠시 실신하는 경우

1) 경한 통증, 깜짝 놀라는 경우, 한 자세로 오랫동안 서 있는 경우(특히 더운 날씨)
2) 환자를 똑바로(앙와위) 눕히고 ABC를 점검함
3) 환자의 기도와 호흡이 정상적이고 외상을 당한 흔적이 없으면 회복자세(옆으로 눕힘)를 취해줌

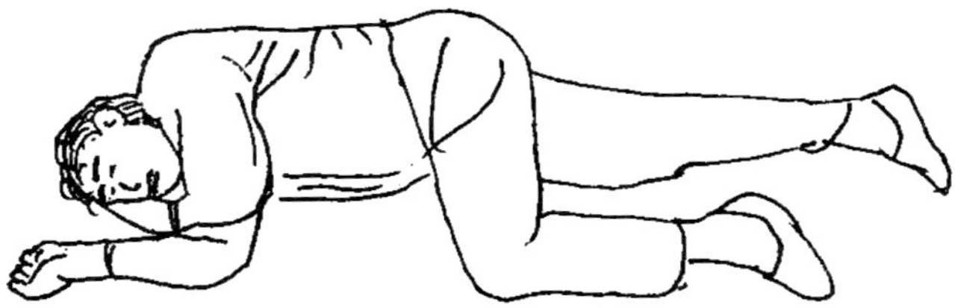

그림(회복자세)

4)보통 환자들은 수초이내에 의식을 되찾는다.(그렇지 않으면 병원 이송)

심폐소생술

쓰러진 환자를 발견했을 때는 먼저 의식을 확인(큰소리로 '괜찮아요?' 하면서 어깨를 가볍게 두드려 줌)한 후 도움을 요청하고 구급대가 올 때까지 본인이 직접 심폐소생술을 실시해야 함

심폐소생술이란?

심장이나 호흡이 멎은 경우 조직으로의 산소공급이 중단되게 되므로 인공호흡을 통해서 혈액내로 산소를 공급 시켜주고 흉부압박을 통해서 그 혈액을 순환시켜 조직(특히 심장과 뇌)에 산소를 공급 하는 것

흉부압박

⇒ 환자를 되도록 딱딱하고 편평한 바닥에 눕히고 환자 옆에 무릎을 꿇고 앉음

⇒ 젖꼭지 사이의 가슴 한복판 중간 뼈(흉골 하부)에 손바닥의 뒤쪽 두툼한 부분(손두덩)을 대고 다른 한 손을 그 위에 깍지 낀 상태로 올려놓고 어깨에서 팔꿈치, 그리고 손목까지가 수직이 되도록 곧게 펴서 아랫방향으로 힘 있고, 빠르게(최소 분당 100회의 속도) 압박

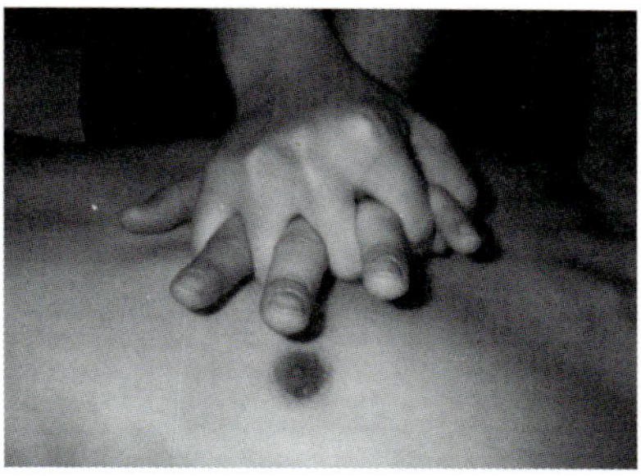

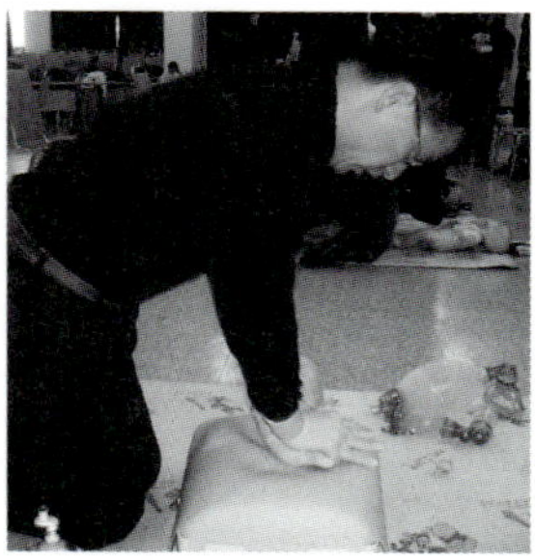

사진 17) 심폐소생술

⇒ 5cm 깊이 정도로 압박한 후에는 가슴의 높이가 제 위치에 오도록 완전히 이완시켜 주는 것이 중요(온몸으로 보낸 혈액이 다시 심장으로 돌아오도록 함)한데 이때 가슴에 대고 있는 손두덩을 완전히 떼면 안됨

⇒ 흉부압박과 인공호흡은 30대 2의 비율로 실시함

기도개방

이마를 아래로 젖히고 아래턱을 위로 치켜 올려 줌(킁킁거리며 냄새 맡는 자세를 취해 줌)

⇒ 이렇게 하면 목 안쪽 뒤의 내려앉은 혀가 턱과 함께 위로 올라가서 기도가 열림

⇒ 목척추손상이 의심되는 외상환자들에게는 목의 움직임을 최소화 해주는 턱 당겨 올리기라는 방법이 있으나 일반인이 적용하기에는 어렵고 효과적이지 못해 추천하지 않음

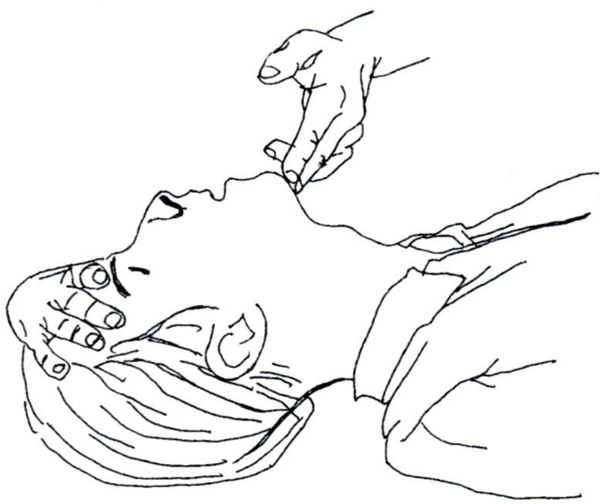

그림(기도개방)

호흡확인(의료인, 구급대원, 교육받아 숙지하고 있는 사람)

기도개방 상태에서 본인의 귀를 환자의 입과 코 가까이에 대고 눈으로는 가슴이 오르내리는 것을 보고 귀로는 숨소리를 듣고 뺨으로 숨결을 느낌 (2005년 가이드라인)

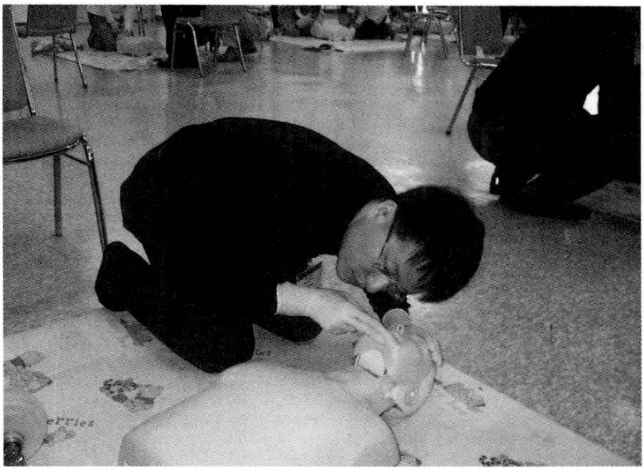

사진 18) 기도개방과 동시에 호흡유무 확인(2005년 가이드라인)

⇒ 2010년 가이드라인 이후 환자 반응 확인 초기에 정상적인 호흡 유무를 동시에 확인함

⇒ 일반인은 바로 흉부압박

⇒ 의료인은 맥박 확인 후 맥박 유무에 따라서 구조호흡 또는 30:2 CPR 시행

⇒ 구조호흡은 5-6초 마다 한번씩 하고 2분 마다 맥박 유무를 체크함(10초 이내)

인공호흡(의료인, 구급대원, 교육받아 숙지하고 있는 사람)

⇒ 흉부압박 30회 후 두번의 호흡(일회 호흡에 1초 정도씩, 보통 호흡량으로, 가슴이 올라오는 것을 확인하면서)을 불어넣어 줌

⇒ 이 때 호흡을 해 줄 때는 엄지와 검지로 코를 꽉 쥐고 환자의 입에 자신의 입을 덮어서 공기가 새지 않도록 해야 함

* 일반인들은 기도개방과 인공호흡이 어렵고 정확성이 떨어지며, 할까 말까 주저하게 되고 중요시간을 소모할 수 있어서 흉부압박만 계속할 수 있고, 충분히 효과가 있다.

머리를 다친 경우

머리(뇌) 손상을 의심해야 하는 경우

1) 자기 키보다 높은 위치에서 떨어진 경우
2) 차와 충돌하였거나 차 안에서 튕겨져 나간 경우
3) 다이빙, 낙뢰 맞은 경우, 전기감전, 안전모가 깨진 경우

구조자가 할 일

1) 손상 메커니즘, 의식변화 유무, 무의식기간 파악 : 정보제공(환자의 초기 치료에 중요)
2) 환자나 본인이 있는 장소가 위험하면 그 자리에서 환자를 안전한 곳으로 옮길 것
3) 의식이 없고 호흡하지 않으면서 맥박이 만져지지 않으면 심폐소생술을

시행

4) 지혈을 하고 체온을 유지

5) 환자의 경추(목뼈)를 안전하게 고정

경련을 할 때

응급처치의 일반적 원칙

1) 각종 추가손상의 예방

2) 기도확보

3) 침상에서 떨어지지 않도록 함

4) 경련하는 동안 너무 강하게 억누르는 등의 억제를 하지 않아야 함 : 근-골격계나 연부조직의 손상을 줄 수 있음

5) 입안에 무언가를 넣지 않아야 함 : 치아손상이나 흡인이 발생할 수 있음

⇒ 대부분의 혀를 깨무는 행위 등은 경련이 처음 시작되는 초기에 발생

6) 경련이 완전히 멈춘 후에는 환자를 회복자세(옆으로 눕힘)로 둠

⇒ 분비물의 흡인을 예방함

구급차를 불러야 하는 경우

1) 경련이 5분 이상 지속되는 경우

2) 환자가 호흡에 문제를 보이는 경우

3) 동반된 손상이 있는 경우

4) 경련이 멈춘 후 반응이 없거나 의식 혼란이 5분 이상 지속되는 경우

사지(팔 다리) 외상

응급처치의 기본원칙

⇒ 출혈, 부종, 통증을 감소시켜 줌 : 얼음주머니를 대어 줌(한번에 20분 정도)

- 사지의 어떠한 손상이라도 골절이 있을 수 있다는 생각을 가지고 처치
- 개방성 상처는 소독된 거즈 등으로 드레싱해서 덮어 줌
- 변형된 사지를 억지로 곧게 펴려고 해서는 안됨

⇒ 손상(변형)된 사지가 창백하고 손상된 곳의 말초부위(발등이나 손목)에서 맥박이 잘 만져지지 않으면 위급한 상황이라 간주함

- 체온을 유지하고 쇼크를 예방

뱀에 물린 경우

4월에서 10월 사이(특히 7월, 8월의 더운 여름)에 많이 발생
: 뱀과 사람 모두 가장 활동적이기 때문
들이나 산에서 나물, 약초 등을 캐다가 손, 발에 주로 물림
증후 : 경한 경우는 물린 부위가 붓거나 통증, 심한 경우는 열, 구토, 어지러움 등이 나타남, 혈액응고장애, 신경학적 증상 등이 나타나면 위험
최대한 빨리 항 뱀독소 치료가 가능한 병원으로 이송

응급처치

⇒ 환자를 진정시키고 침착하게 구조를 요청

⇒ 환자의 움직임을 최소화

⇒ 상처를 비누 등으로 조심스럽게 씻어냄(문지르지 않음)

⇒ 물린 부위에서 약 10cm상부를 폭 넓은 탄력붕대 등으로 감아 줌 (표재정맥과 림프흐름을 제한 할 정도, 손가락 하나가 들어갈 정도)

⇒ 물린 부위를 심장보다 아래쪽으로 둠

추천되지 않는 행위

: 절개(특히 소독되지 않은 칼), 빨아내기(특히 입안에 상처가 있을 때), 찬 얼음물에 담그는 것

벌에 쏘인 경우

- 쏘인 부위가 통증이 있으면서 벌겋게 부어오르고 간지러울 수 있음
- 얼굴이나 목 근처를 쏘이면 심하게 부어서 기도폐쇄가 될 수도 있으므로 즉시 가까운 응급실을 방문해야 함
- 두통, 어지러움, 경련이 발생할 수 있고 심하면 알레르기 반응, 쇼크를 일으킴

응급처치

⇒ 침이 상처에 남아 있으면 최대한 빨리 제거해야 함 : 이때 핀셋 등으로 침을 집어서 빼내려고 하면 침 내에 남아 있는 독을 마저 환자에게 주사해 주는 상황이 되므로 카드를 이용해서 밀어내듯이 해 주는 것이 좋음

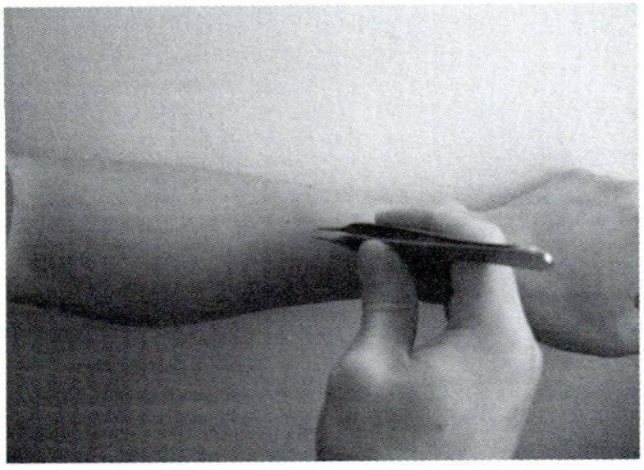

사진 19) 벌에 쏘인 침을 핀셋으로 뽑아내는 방법(×)

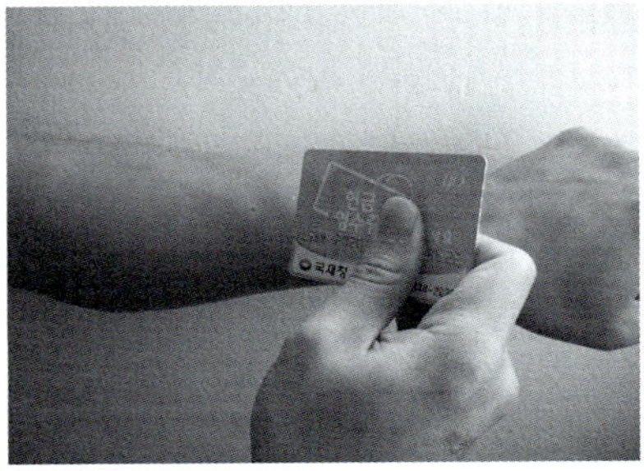

사진 20) 벌에 쏘인 침을 카드 등으로 긁어 밀어 내려는 방법(○)

⇒ 쏘인 부위는 감염되지 않도록 비눗물로 깨끗이 씻어 줌

⇒ 얼음주머니를 대어주면 통증과 부종을 줄여 줄 수 있고 독의 흡수도 지연시킬 수 있음

⇒ 병원에 가면 상태에 따라 항히스타민제, 진통제, 에피네프린 주사 등의 전문치료를 할 수 있으므로 가까운 응급실을 방문하기를 권유함

물놀이 사고

- 급류, 찬물에서의 수영 : 5℃ 이하에서는 심장마비 가능성이 높고 대기보다 30배가량 빠른 속도로 체온이 소실되므로 위험
- 음주후의 수영 및 배타기 : 익수사고의 1/3은 음주와 관련, 술은 위급한 상황에서 대처하는 능력을 저하시킴
- 어린이들 : 목욕 및 수영을 할 때에는 보호자가 절대 자리를 떠나서는 안됨

주로 일어나는 사고장소

: 호수, 강, 연못, 바닷가, 실내 수영장, 욕조 등 어디서나 발생가능

응급처치

⇒ 될 수 있는 한 빨리 조심스럽게 물 밖으로 구조

⇒ 심폐소생술 실시 : 저체온증을 고려, 목뼈 손상주의(특히 다이빙, 서핑 등을 했을 때)

⇒ 고농도의 산소 투여(자발호흡이 있을 때)

⇒ 병원이송(모든 환자) : 폐 흡인 가능성 검사

추천되지 않는 행위

: 폐로부터 물을 뽑아내려는 행위(배를 눌리는 경우)

⇒ 효과가 없으며 오히려 위 내용물이 거꾸로 올라와서 구토와 흡인의 위험이 있음

질식(기도폐쇄)

떡이나 고깃덩어리, 젤리 등이 목안에 걸려

1) 말을 못하고

2) 기침이 제대로 나오지 못하면서

3) 호흡을 못해

4) 안색이 파래지는 경우(이때 보통 환자는 두 손으로 목을 움켜지고 있음)

응급처치

⇒ 환자에게 '목에 뭐가 걸렸나요?' 하고 질문을 했을 때 고개만 끄덕이며 말을 하지 못하면 심각하게 기도가 막혔다고 간주, 도움을 요청한 후 본인이 응급처치를 시행

어른의 경우 : 환자 뒤에 서서 상복부(배꼽 위쪽) 지점을 감싸서 본인(구조자)의 가슴방향(뒤쪽, 위쪽)으로 몇 차례 절도있게(1초에 한번 정도) 당겨올려줌(하임리히법, Heimlich maneuver)

⇒ 이렇게 해주면 복강내압을 증가시켜 이로 인한 흉강내압의 증가로 기도 내 이물질이 바깥으로 배출됨(이러한 의도를 가지고 시행해야지 충분한 압이 생성되어 이물질이 나옴)

1세 이하(영아)의 경우

A. 아기를 무릎이나 대퇴부에 엎혀(이때 머리를 가슴보다 약간 낮게 유지하고 본인의 팔로 아기의 몸을 지지해 줌) 등척추의 중간부위를 손 두덩으로 세게 다섯 번 탁 탁 쳐줌 (어른과 마찬가지로 기도 내 이물질을 배출시키려는 의도의 힘을 충분히 가함)

B. 이렇게 해서 이물질이 나오지 않으면 아기를 돌려서(바로 눕혀) 얼굴이 하늘 방향으로, 가슴보다 약간 낮게 해 줌

⇒ 양쪽 젖꼭지를 연결하는 가상의 선과 가슴 중간뼈(흉골)와 만나는 지점의 바로 아래를 다섯번 탁탁 밀침(1초에 한 번 정도의 속도)

⇒ 이렇게 등 두드리기와 가슴밀치기를 이물질이 나올 때까지 반복해 줌

주의할 점

: 이물질을 손가락으로 꺼내려고 입안으로 넣다가 이물질이 오히려 더 안(기도 쪽)으로 밀려 들어가서 기도폐쇄를 더 조장하거나 손상을 줄 수 있음

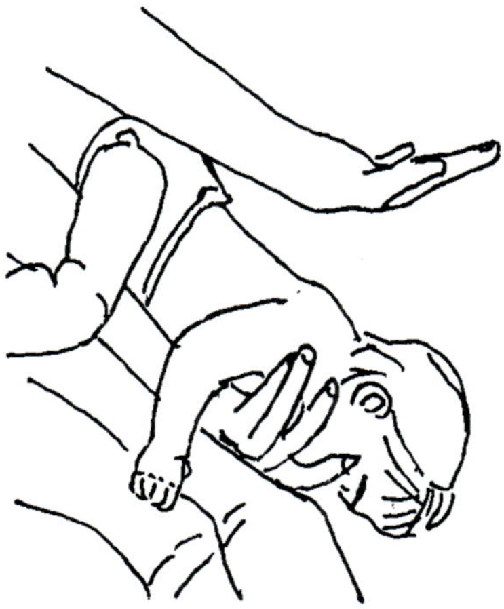

그림 A

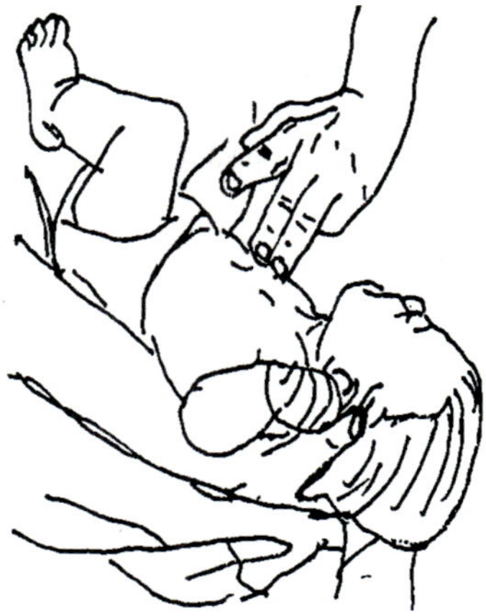

그림 B

열 경련

무더운 날씨에 심한 운동 후 과도하게 땀을 흘려서 체액과 염분을 소실
: 복부나 다리 등에 근육 경련이 발생(쥐가 남)

열 탈진(더위 먹음)

• 상당한 수분의 소실(심한 탈수상태)로 현기증, 두통, 피로, 심한 발한, 저

혈압이 생김
- 열사병으로 진행할 가능성이 있음

응급처치

⇒ 시원한 곳에서 휴식을 취하게 함

⇒ 시원한 전해질수액(이온음료)을 공급

열사병

고온 다습한 환경에 오랜 시간 노출되면 체온조절 중추에 장애를 초래
: 내부 열 생산이 증가, 열 발산이 어려움

증후 : 40℃이상 고열, 의식변화, 여러 장기에 손상(중추신경계, 심장, 신장 등), 높은 치사율

어떤 분들이 위험한가?

1) 여러 가지 약물을 복용하거나 만성질환을 앓고 계신 고 연령층
2) 젊은층 : 운동선수, 군인, 현장근로자들
3) 비만한 사람
4) 어린이 : 무더운 날씨에 닫힌 자동차 안의 온도가 10분 이내에 50℃ 이상까지 상승 가능

응급처치

⇒ 의복을 모두 벗기고

⇒ 선풍기나 에어컨(또는 부채)을 켜두고

⇒ 미지근한 물을 계속 뿌려 줌(스프레이 등을 이용)

⇒ 얼음주머니(아이스 팩)를 목, 겨드랑이, 샅고랑(서혜부)에 끼워 둠

⇒ 최대한 빨리 치료 가능한 병원으로 이송 : 전문응급처치(심부체온 낮추기)

추천되지 않는 행위

1) 젖은 시트(물수건 등)로 덮어 놓지 말 것

⇒ 자주 갈아 주면 좋지만 그렇지 않은 경우는 오히려 증발을 방해함

2) 의식변화를 보일 때는 경구 복용금지

3) 해열제는 별로 도움이 되지 않음

열사병 예방

1) 될 수 있으면 하루 중 시원한 시간에 작업이나 운동

2) 느슨한(꽉 끼지 않는) 옷

3) 수분섭취를 자주 할 것(갈증이 없더라도)

4) 술을 마시지 않는다.(탈수를 더 조장)

5) 직사광선에 직접 노출을 피한다.(창이 있는 모자, 그늘에서 작업)

6) 만성질환을 앓는 고연령층과 어린이들에게 좀 더 관심을 가진다.

참고문헌

1. Tintinalli JE, Stapczynski JS, Ma OJ, Cline DM, Cydulka RK, Meckler GD. Emergency Medicine. A comprehensive study guide. 7th ed. New York: McGraw-Hill;2011.
2. Rosen's Emergency Medicine. Concepts and Clinical Practice 7th, Mosby
3. Guidelines 2010 for CPR and ECC, American Heart Association
4. Advanced Trauma Life Support for Doctors 8th ed. American College of Surgeons committee on Trauma.

저자 약력

- 계명대학교 의과대학 졸업
- 제5전술공수비행단 및 제11전투비행단 응급의학과장(군의관) 역임
- 대구광역시 세강병원 응급의학과장 역임
- 미국 펜실베니아 의과대학 Hershey 메디컬센터 연수
- 대구광역시 중부소방서 CPR(심폐소생술) 홍보대사
- 대구광역시 지역응급의료위원회 위원 역임
- 대구광역시 구급대책협의회 위원 역임
- 대구광역시 구조구급정책협의회 위원 역임
- 대구광역시 구급활동 질 관리 추진 자문위원 역임
- 대구광역시 성명여자중학교 학교폭력 대책 자치위원회 위원 역임
- 식품의약품안전평가원 중독정보DB 구축 연구 자문위원회 위원
- 계명대학교 동산의료원 응급의학과장 역임
- 계명대학교 동산의료원 중증외상팀장 역임
- 항공기 승무원 신체검사 전문인정의
- 중환자의학 세부전문의
- 대한 위장내시경학회 내시경인증의
- 대한 심폐소생협회 BLS training site(동산병원) Director
- 계명대학교 의과대학 응급의학교실 주임교수(현)